치매

청년 건강 백세 ⑤

치매

장상근 (건국대 신경외과 교수) 지음

좋은 책 좋은 독자를 만드는—

(주)신원문화사

무서운 치매,
미리 예방하자

　40대 후반의 직장인을 상담하는 과정에서 이런 말을 들은 적이 있다. 누군가에게 전화를 하려고 휴대폰을 들고 번호를 눌렀는데 전화가 걸리지 않더라는 것이다. 아예 발신음조차 울리지 않아 이상한 생각이 들어 다시 누르려고 보니 한 손으로는 휴대폰을 들고 다른 한 손으로는 계산기의 숫자를 누르는 자신을 발견할 수 있었다는 것이다. 순간 치매가 아닌가를 의심하게 되었고, 그동안 건망증에 자주 시달림을 받았던 것이 생각나서 서둘러 필자를 찾아왔다는 것이었다.

　사람들은 나이가 들어가면서 혹은 업무의 스트레스로 인해서 크고 작은 건망증을 경험하게 된다. 그리고 정도가 심하다는 판단이 들면 혹시 내가 치매에 걸린 것은 아닐까?를 염려하게 된다. 일상의 해프닝조차 치매를 우려하는 것은 그만큼 우리 사회가 치매를 유발할 확률이 많다는 것으로도 바꿔 생각할 수 있을 것이다. 더욱이 우리 주변에서 나이의 고하를 떠나 치매를 앓고 있는 환자가 크게 늘고 있다는 것도 그런 염려를 확대할 수 있는 계기가 된다고 할 수 있다.

필자는 신경계 질환의 많은 환자를 돌보는 가운데 치매를 앓고 있는 환자들의 심각성을 여러 차례 보았고, 무엇보다도 가정의 화목을 저해하는 가장 큰 요인이라는 데서 문제의 핵심을 찾게 되었다. 그리고 내린 결론은 치매야말로 가정을 파괴하고 사회를 좀먹는 암적인 존재라는 사실을 떠올리고 경각심을 일깨워 주어야 한다는 사명의식을 갖게 되었다.

치매는 일찍부터 존재해 왔던 것으로 사실 의학적으로 분명한 정의가 있는 것은 아니다. 지금으로서는 뇌 신경세포의 병적인 죽음의 결과, 즉 일정한 수준에 달한 다음에 한번 획득한 지적 능력이 현저하게 떨어져서 사회생활에 지장을 초래하는 상황이라고 할 수 있다.

여기서 '뇌 신경세포의 병적인 죽음'이라고 표기한 것은, 신경세포가 죽어 가는 원인에는 병적인 것뿐만 아니라 생리적인 죽음이 있기 때문이다. 생리적인 죽음이란 것은 이른바 노화현상을 말한다.

그러나 이러한 생리적인 현상 말고도 치매는 고도화된 사회를 지

향해 가는 과정에서 더욱 발병률이 높은 질환이라고 할 수 있다. 한 마디로 생리적인 것뿐만 아니라 사회의 역기능의 빚어낸 질환이라는 것이다.

치매가 무서운 이유는 일단 한번 걸리면 완치가 힘들뿐만 아니라 당사자나 가족, 주변 사람에게조차 심각한 폐해를 불러오기 때문이다. 치매에 걸리고 나서 여러 가지 어려움을 당하기보다는, 먼저 예방할 수 있는 지혜와 상식 등을 충분히 인지하고, 치매로부터 자유로운 생활을 하는 것이 가장 바람직할 것이다.

이 책이 치매를 예방하고 또한 환자나 가족들에게 큰 도움이 되었으면 하는 바람이다.

건국대 신경외과 교수 장 상 근

차 례

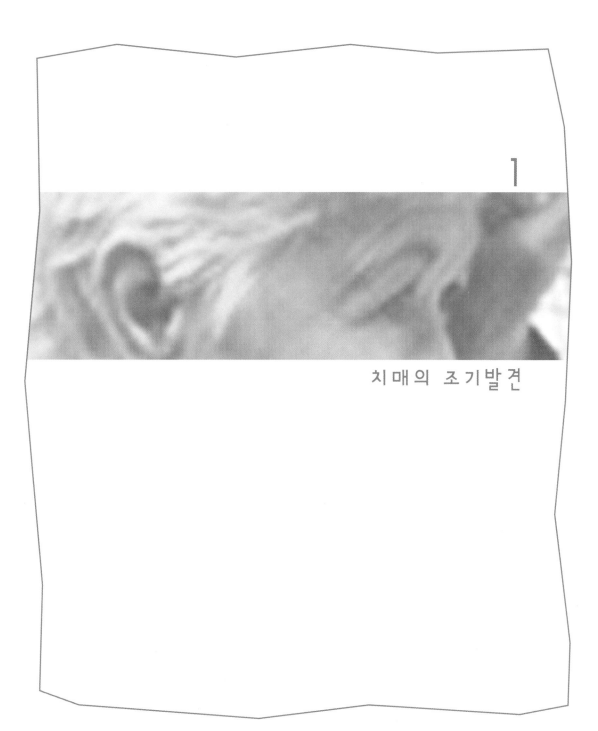

1

치매의 조기발견

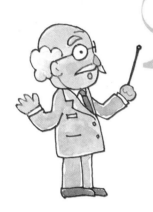

치매란 뇌 신경세포의 병적인 죽음
으로 지적 능력이 현저하게 저하하
여 사회 생활에 지장을 초래하는 상
황이라 할 수 있다.

1. 치매의 정의

치매란 사실 의학적으로 분명한 정의가 있는 것은 아니다. 다만 현 단계에서는 뇌 신경세포의 병적인 죽음의 결과, 일정한 수준에 달한 다음에 한번 획득된 지적 능력이 현저하게 저하하여 사회생활에 지장을 초래하는 상황이라 할 수 있다.

불행히도 정신발육 지연현상을 보이는 어린이들이 있는데, 이 어린이들도 성인이 된 후 어떤 형태로든 사회생활에 지장을 받지만 그렇다고 그들을 치매라고 말하지는 않는다. 즉 일정한 수준에 달한 다음의 획득된 지적 능력이라는 점에서 치매의 정의에 맞지 않는다.

'뇌 신경세포의 병적인 죽음'이라고 구태여 '병적'이라는 말을 표기한 것은 신경세포가 죽어가는 원인에는 병적인 것뿐만이 아니라 생리적인 죽음이 있기 때문이다. 생리적인 죽음이라는 것은 이른바 노화현상이다.

그러면 뇌 신경세포의 병적인 죽음과 생리적 죽음은 어떤 것일까? 뇌의 신경세포는 대략 100억 개에서 120억 개 정도가 있다. 노화현상, 이른바 뇌 신경세포의 생리적인 죽음은 20대부터 일어나기 시작한다. 20대가 지나면 하루에 10만 개 정도가 죽어간다. 이것은 사람에 따라 큰 개인차가 있는 것도 아니다. 하루에 10만 개가 죽는다고 한다면 1년이면 약 3,650만 개 정도가 죽어가는 셈이다.

이렇게 볼 때, 가령 20세인 사람이 40년 뒤인 60세에는 얼마만큼의 신경세포가 죽어 있을지 계산해 보면 그 수는 대략 14억 개에서 15억 개가 된다. 원래의 수가 약 100억 개였으니까 그것이 60세가 되면 15% 정도 죽는 셈이다.

따라서 40~50세 정도가 되면 조금씩 건망증이랄까(치매는 아니지만), 다소 두뇌 회전이 둔해지는 상황이 생기게 된다.

가령 TV를 볼 때 얼굴은 알겠는데 이름이 금방 생각나지 않는다거나, 얼굴은 아는 사람인데 자주 만나지 않는 사람이라면 이름이 떠오르지 않는 등등의 일이 발생한다.

이와 같은 일은 40~50세 이후부터는 누구나 어느 정도는 경험하는 일이다. 그것은 뇌 신경세포의 병적인 죽음이 아니라 생리적 죽음의 결과이다. 그리고 이것은 치매가 아니다. 치매란 병적인 죽음의 결과나 사회생활에 지장을 초래하는 상황을 말하기 때문이다.

이것을 잘 구분하지 못해서 단순한 노화현상을 혹시 치매가 아닐까 하여 병원을 찾아오는 사람도 많다. 반대로 치매가 확실한데도 이제 그만한 나이가 되었으니까 하고 방치하는 경우도 있다. 후자의 경우가 특히 더 많은 것 같다. 전자인 경우라 하더라도 걱정된다면 전문의의 검진을 받아볼 것을 권한다.

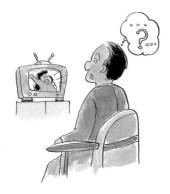

TV를 볼 때 얼굴은 알겠는데 이름이 금방 생각나지 않는 경우가 있다.

2. 치매의 건망증과 노화현상의 건망증

여기서 치매의 한 증상인 건망증과 노화현상의 하나인 건망증이 어떻게 다른지 살펴보자.

>>> 전체적인 건망증

보통 건망증이라는 것은 일어난 일의 일부를 잊는 것이지만, 치매의 건망증은 일어난 일이나 체험 전부를 잊어버린다. 이것도 흔히 듣게 되는 예인데, 몇몇 친구와 만나 식사를 할 경우, 그중 한 사람의 이름이 금방 생각나지 않는 것이 노화현상에 의한 건망증이다. 그런데 치매일 때는 거기서 식사를 했다는 사실조차 기억하지 못한다.

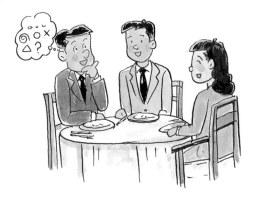

치매일 때는 일어난 일이나 체험 전부를 잊어버린다.

>>> 진행한다

치매에 있어 건망증은 치매의 증상 중 하나일 뿐으로 치매가 진행하면 기타 여러 가지 증상이 발생한다. 그렇지만 노화현상일 경우에는 증상은 다만 건망증 한 가지에만 그치게 되며, 고작해야 그 빈도가 증가하는 정도이다.

>>> 자각할 수 없다

건강한 노인일 경우는 자기가 건망증이라는 것을 자각하고 그것에 대응하려고 하지만, 치매 고령자인 경우는 건망증에 대한 자각과 병에 대한 상식이 없다.

3. 노년기 치매의 발병률

현재 우리 나라의 노년기 치매 환자의 발병률은 정확한 통계가 나오지 않고 있다. 치매에 대한 인식 부족으로 병원을 찾는 환자

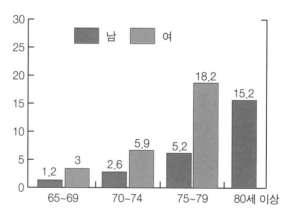

우리 나라의 연령별 치매 발생률

가 많지 않고, 따라서 꾸준한 치료를 받는 환자의 수도 적은 실정이다. 어쩌면 이보다 음성적인 환자들의 숫자가 훨씬 많지 않겠는가 하고 추정하고 있을 뿐이다.

어쨌든 치매는 연령과 함께 가속적으로 증가하는 것으로서, 이는 나이를 먹으면서 어쩔 수 없는 뇌 신경세포의 생리적인 죽음이 따르기 때문이다. 60세를 넘으면 뇌 신경세포의 상당수는 이미 죽어 가고 있는 셈이다. 생리적인 죽음에 병적인 죽음이 더해지고 있는 것이다. 당연히 80세 이상 고령이 되면 치매 고령자가 비약적으로 증가할 수밖에 없다.

치매의 분류별 발병률을 조사하면, 1980년대까지는 구미에 비해 우리 나라에서는 뇌혈관형 치매가 많고 알츠하이머형 치매는 적은 것으로 알려져 왔다. 그러나 이와 같은 차이는 우리 나라에 뇌혈관형 치매가 많은 것이 아니라 알츠하이머형 치매가 적기 때문이라고 각종 역학조사에 의해 판명되었다.

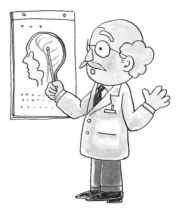

1990년대로 들어오면서 알츠하이머형 치매가 우리 나라에서도 증가 추세에 있다.

최근 일본의 역학조사를 살펴보면 65세 이상의 고령자를 대상으로 한 치매 고령자 조사에서는 뇌혈관형 치매의 발병률은 2.1%에서 3.3%까지 분포하며, 알츠하이머형 치매는 0.9%에서 3.2%까지 분포하고 있다. 이것을 외국의 자료와 비교해 보면 다른 나라에서는 뇌혈관형 치매가 0.4%에서 3.7%, 알츠하이머형 치매가 2.3%에서 7.9%로 분포하고 있다. 즉 뇌혈관형 치매의 분포는 차이가 별로 없지만, 알츠하이머형 치매의 분포에는 차이가 있으므로, 이 결과는 이전의 조사와 거의 같은 경향을 나타내고 있다.

그런데 1990년대에 들어와서 알츠하이머형 치매가 우리 나라에서도 증가 추세에 있고, 뇌혈관형 치매의 발병률을 넘는다는 보고도 있어 머지않은 장래에는 외국과 같은 경향이 될 것으로 예측된다.

>>> 노년기 치매의 예후에 대해

노년기 치매로 진단되었을 경우는 일단 5년 후의 사망률이 80% 정도가 될 정도로 높다. 치매 고령자들을 5년간 추적조사를 했던 한 보고서에 의하면 정상 고령자의 사망률이 33%였던 것에 비해 치매 고령자의 사망률은 86%로 높은 수치를 나타내고 있었다.

나아가서 치매 정도에 따라서 5년 후의 사망률을 보면 중증, 중간, 경증으로 나누었을 경우 그 비율이 각각 98%, 87%, 76%로 임상적으로 치매의 정도가 진행됨에 따라 사망률이 증가하고 있다는 것을 알 수 있다. 알츠하이머형과 뇌혈관형으로 나눈 검토에서도 5년 후의 사망률은 80~90% 전후로 양자에 큰 차이는 없었던 것 같다.

신체적 이상이 사망비율을 높이는 것은 확실하지만 치매 고령자의 사망비율을 높이는 가장 중요한 원인으로서는 중증 치매, 실금 등을 생각할 수 있다.

어쨌든 치매의 예후가 특히 좋지 않다는 것은 확실하지만 이것도 간호나 심리적, 사회적 요인에 의해 많이 달라질 수 있다.

4. 노년기 치매의 분류

(1) 알츠하이머형 치매와 뇌혈관형 치매

노년기에 치매를 가져오는 질환에는 몇 가지가 있지만, 현재 우리 나라에서 특히 문제가 되는 것은 알츠하이머형과 뇌혈관형 치매 두 가지이다. 물론 그밖에도 치매를 일으키는 질환이 있지만 발병률로 말하면 이 두 가지가 압도적으로 많다.

다만 연령이 높아지면 의학적으로나 임상적으로나 이 두 가지로 분류하기 힘든 병례가 많아진다. 그것을 가리켜 혼합형이라고 한다.

혼합형이란 알츠하이머형과 뇌혈관형이 혼합된 유형으로, 임상적으로 보았을 경우, 80세를 넘으면 혼합형이라고 판단되는 병례가 상당히 많아진다. 단, 발병 초기에는 알츠하이머형과 뇌혈관형 중 어느 하나로 분류한다.

(2) 알츠하이머형 치매와 뇌혈관형 치매의 발병 차이

알츠하이머형 치매는 현 단계에서는 원인이 아직 잘 알려지지 않고 있다. 다만 알츠하이머형도 뇌혈관형도 원인이 무엇이든 결과적으로는 신경세포가 죽어 가는 것이 사실이다.

하지만 그 죽어 가는 과정, 즉 죽는 방법이 약간 다르다. 알츠하이머형의 경우 신경세포가 죽어 가는 과정은 한마디로 표현할 수 없지만, 이해하기 쉽게 뇌혈관형과 비교해서 간략하게 설명해 보기로 한다.

머리 속에는 신경세포가 100억여 개가 있다는 것은 앞에서도 설명했다. 그 속에서 혈관이 종횡무진 달리고 있다. 신경세포가 살아가기 위해서 필요한 영양은 그 혈관으로부터 보급된다.

우선 뇌혈관형의 경우 어떤 경위로 죽어 가는가 하면 혈관, 즉 뇌세포에 영양을 보급하는 쪽에 문제가 있어서 신경세포에 충분한 영양보급을 할 수 없는 상황, 이것이 뇌혈관형 치매의 시작이다. 한편 알츠하이머형 치매의 경우는 신경세포, 즉 영양을 받는 쪽에 문제가 있어서(받는 쪽에 문제가 있다는 것은 그 과정이 매우 복잡해서 잘 알 수 없는 부분이 많지만) 영양을 받아들일 수 없는 상황이 되는 것이다. 결과적으로는 영양을 받아들이지 못하므로 신경세포가 죽어서 치매에 이른다.

뇌혈관형 치매는 혈관 쪽, 즉 영양을 보급하는 쪽에 문제가 있어서 신경세포가 죽는 것인데, 알츠하이머형 치매는 혈관 쪽은 영양을 건네주려고 하지만 영양을 받는 뇌세포에 문제가 있어서 영양을 충분히 받아들이지 못하기 때문에 신경세포가 죽는 것이다.

극단적으로 말해서 혈관형 치매는 식량난으로 기아상태에 빠지는 상황이고, 알츠하이머형 치매는 음식물은 얼마든지 남아돌지만 거식증에 빠져서 영양보급을 할 수 없는 상황이라고 할 수 있다.

하지만 양자 모두 결과적으로는 신경세포에 영양이 공급되지 못하므로 신경세포가 병적으로 죽어가고, 최종적으로는 치매에 이르게 된다. 혼합형은 이들 두 가지가 혼합된 상황이라고 생각하면 된다.

>>> 알츠하이머형의 유래와 그 개요

알츠하이머형 치매의 원인은 지금까지도 잘 알려지지 않고 있다. 실제로 뇌 안에서는 무슨 일이 일어나고 있는 것일까?

알츠하이머병(65세 이전에 발병하는 알츠하이머형 치매)은 아로이스 알츠하이머가 1907년에 처음으로 신경세포의 죽음과 치매가 관련이 있다는 것을 논문에 발표하면서 그 이름이 붙은 병이다. 여기서 변성이라는 말이 처음으로 사용되었으므로 간단히 설명하면 다음과 같다.

변성이라는 것은 신경병리학에서는 현재로서는 원인이나 병변의 성립이 불분명한 병변을 가리키며, 변성을 주체로 한 변성질환이라 할 수 있다. 알츠하이머형 치매나 파키슨병 등이 변성질환으로 일컬어진다.

>>> 알츠하이머 치매환자의 신경원섬유변화

일반 병리학에서는 변성이란 조직 혹은 세포에 생리적 내지는 병적인 물질이 축적되는 상태를 말한다. 당시 알츠하이머가 발표한 것은 치매환자의 뇌에 신경원섬유변화라고 하는, 신경이 변성한 모양이 다수 보인다는 내용이었다.

신경원섬유변화라는 것은 조금 전문적인 내용이지만, 실밥 같은 물질이 신경세포 내에 침전되어 있는 물질이다. 훗날의 연구에서 이 신경원섬유변화의 주요 구성성분은 미소관결합단백에 의한 다우단백이 고도로 인산화한 것이라고 판명되었다.

>>> 알츠하이머 치매환자의 뇌의 노인반

한편 노인반이라는 것이 알츠하이머 치매환자의 뇌에서 특징적으로 나타난다. 이 노인반도 상세하게 조사하면 두 종류가 있다. 중앙부에 아미로이드 단백질의 축적이 보이는 전형적인 노인반과 비만성으로 아미로이드 단백질이 축적한 비만성 노인반 두 가지이다.

전자는 건강한 고령자에게서도 볼 수 있지만 후자의 비만성 노인반은 알츠하이머 치매의 발병과 깊은 관계를 갖는 것으로 생각된다. 이 아미로이드 단백질은 아미로이드 전구체단백질이 대사에 의해서 생성된 것으로, 아미노산으로서 39, 40, 42, 43 잔기의 네 종류가 알려져 있다.

그중에서도 40, 42 잔기의 양과 비가 중요한데, 현재는 42 잔기의 것의 증가가 알츠하이머병의 발병에서 특히 중요하다고 생각된다.

>>> 알츠하이머병과 알츠하이머형 노년 치매

1970년대 이전에는 원인불명의 원발성 초로기 치매와 원발성 노년기 치매가 있어, 알츠하이머병은 전자에 포함되었다. 하지만 노인반이나 신경원섬유변화가 대뇌피질에 대량으로 출현함에 따라 원발성 노년기 치매 그 자체를 알츠하이머형 노년 치매라고 부르게 되었고, 다시 초로기의 알츠하이머병과 알츠하이머형 노

년 치매를 일괄해서 알츠하이머형 치매 혹은 알츠하이머병이라고
부르게 되어, 오늘날에 이르게 되었다.

알츠하이머형 치매를 병리학적으로 보면 대뇌피질이 비만성으
로 축적되는 군과 측두엽 내측부에만 국한되어 축적되는 군으로
나뉜다. 그러나 노인반이나 신경원섬유변화의 출현 분포가 양자
가 다르기 때문에 전자를 알츠하이머병, 후자를 알츠하이머형 노
년 치매로 구분하는 것이 병리발생의 순서와 원인규명에 적합하
다고 생각하는 연구자도 있다.

이 책에서는 그 상세한 구분을 무시하고 일괄하여 알츠하이머
형 치매라고 부르기로 한다.

5. 기타 뇌의 기질적 질환에 의한 치매

알츠하이머형 치매와 뇌혈관 장애에 의한 치매 외에 치매의 원
인이 되는 뇌의 기질적 질환이 있는데, 빈도는 많지 않다. 그러나
이중에는 나을 수 있는 치매와 좋아지는 치매, 방지할 수 있는 치
매가 있다.

- 경막하혈종 ― 두부타박 후 뇌의 경막하에 혈종이 형성된다.
  조기에 이 혈종을 제거하면 치매가 낫는다.
- 두부외상 ― 두부를 강하게 맞았을 경우지만 CT상으로 뚜렷
  한 변화는 없다.
- 정상뇌압 수두증 ― 뇌척수액의 순환부전으로 뇌실 확대에

의해 뇌가 위축한다. 조기에 이 순환을 개선하는 수술을 행하면 치매가 상당히 개선될 수 있다.

- 뇌종양 ― 수막종 등 일반적으로 양성 종양에서는 조기에 적출하면 치매를 치유할 수 있다.

- 저산소뇌증 ― 질식 등에 의해 일시적으로 뇌세포에 산소가 부족해서 뇌의 신경기능이 장애를 받는다. 치유가 곤란하다.

- 피크병 ― 전두엽 치매 혹은 전두엽 측두엽치매라고도 부른다. 처음에 성격장애가 나타나고, 그후 치매가 인정된다. 초로기 치매의 하나이다.

- 레비소체병 ― 치매, 파킨슨 유사증상, 환각을 3대 증상으로 갖고 있다.

- 파킨슨병 ― 통상 진전이나 경직 등 신경증상뿐이지만, 진행하면 치매가 나타날 수 있다.

- 헌팅톤 무도병 ― 춤추듯이 무의식적으로 몸을 움직인다. 치매를 병발하는 수가 많다.

- 다운증 ― 선천적인 지적 장애에 치매가 가해질 수 있다.

- 크로이츠펠트 야콥병 ― 프리온에 의한 진행성 치매로 진행이 빠르다.

- 에이즈 ― 병 말기에 치매가 나타날 수 있다.

- 알콜성 치매 ― 다량 장기적으로 음주하고 있는 사람 중에 치매를 보일 수 있다.

이들 질환 중에는 진행성인 것(피크병 등)도 있으며, 고정적인 것(저산소뇌증 등)도 있고, 치유할 수 있는 것(만성경막하혈종 등)도 있고, 예방이 가능한 것(알콜성 치매 등)도 있다.

그러므로 치매라고 진단받았을 경우, 어떤 병에 의한 것인지, 특히 알츠하이머형과 뇌혈관 장애를 감별해 두는 것은 치매의 치료, 예후, 간호방법이 달라지므로 매우 중요하다.

만약 치매상이 1, 2주일 단위로 급속히 출현했을 때는 특히 더 주의해야 한다. 이럴 때는 치매가 아니라 그밖의 무엇인가 다른 질환이나 상태를 의심할 수 있기 때문이다. 앞에서 말했듯이 이들 질환이나 상태는 적절한 치료나 대응을 함으로써 치매 증상을 호전시키는 것도 가능하므로 신속히 병을 발견하여 대책을 세워야 할 것이다.

(1) 신체의 상황변화에 따른 치매

고령자에게 많이 나타나는 예로서 감염증이나 탈수증 등의 영향으로 일과성 혼돈상태에 빠질 수가 있다. 감기에 걸려서 2, 3일간 충분한 식사를 하지 못하거나 물을 마시지 못한 것만으로도 쉽게 혼란상태에 빠진다.

이와 같은 상황에 처하지 않도록 컨디션이 좋지 않아 식사를 충분히 할 수 없을 때라도 수분만은 충분히 섭취해야 한다. 고령자는 탈수상태가 되면 의식혼미상태가 되어 자칫 치매로 오인받을 수 있다. 그밖에 수술 후에도 의식혼미상태가 올 수 있다. 쉬운 예로, 평소는 치매도 없고 비교적 건강한 편이었던 독거노인이 운 나쁘게 넘어져서 골절로 인한 수술을 받게 되었는데, 수술 후

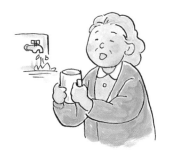

감염증이나 탈수증 등의 영향으로 일과성 혼돈상태에 빠질 수가 있다.

마취에서 깨어나자마자 큰 소리로 가족의 이름을 부르거나 수액 주사바늘을 빼내는 등 통제불능상태가 될 때가 있다.

이것은 환경이나 상황의 급격한 변화에 잘 대응하지 못하고 마치 치매와 흡사한 행동을 하는 것이다. 이럴 때는 환자에게 수술을 하게 된 전후 과정을 천천히 설명해 주면서 안정시키면 조금씩 이해력이 회복되며 정상상태로 돌아온다. 당황하지 않고 주위 사람들이 본래의 환경으로 돌아갈 수 있도록 침착하게 지원해 주어야 한다.

(2) 약물에 의한 치매

치매와 비슷한 상태를 빚을 가능성이 있는 약물로는 신경안정제나 수면제 외에도 항우울제, 파킨슨병 치료약, 일부 위궤양 치료약 등이 있다. 게다가 종합감기약 속에 배합되어 있는 항히스타민제에도 이와 같은 증상을 발생시키는 것이 있다.

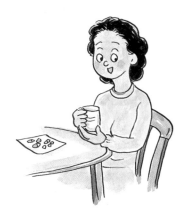

신경안정제나 수면제, 항우울제 등은 치매와 비슷한 상태를 빚을 가능성이 있다.

고령자 질병의 특징으로서 한 고령자가 몇 가지 질환을 갖고 있는, 다발성이라는 상태를 들 수 있다. 따라서 한 가지 진료과만이 아니라 복수의 진료과를 찾는 고령자가 드물지 않다. 질환, 진료과가 많아지면서 당연히 복용하는 약제의 종류도 증가했다. 이때 약제끼리 서로 미묘하게 영향을 끼쳐서 예기치 못한 증상이나 부작용을 유발할 수 있다.

우스운 이야기로, 한 고령자가 허리, 무릎이 아파서 습포제를 처방받으러 약국에 갔다. 그런데 약국에서 10여 장의 습포제를 받아들고 무리하게 돌아다녔더니 무릎은 물론 이번에는 어깨까지

아팠다는 것이다. 역시 약은 필요한 부분에 최소한으로 그쳐야
할 것이다.

고령자의 경우, 지금까지 장기간에 걸쳐 같은 약을 복용해 왔으
나 특별한 문제는 없었다 하더라도 약제성 치매상이 출현하지 않
는다고 확신할 수는 없다. 사소한 변화가 알지 못하는 사이에 미
묘한 영향을 미칠 수 있기 때문이다. 어쨌거나 급격한 치매상의
출현은 주의해야 한다.

(3) 두부타박 후 치매상이 출현하는 환자

두부타박에 의한 만성경막하혈종에 의해 치매상이 출현하는 환
자도 종종 보인다. 두부타박 직후에 당장 증상이 나타나는 것은
아니므로 치매상과 두부타박을 반드시 연결시켜 말할 수는 없다.
고령자의 경우라도 타박 직후에 아무런 징후도 없기 때문에 두부
타박이 있었던 것조차 의식하지 못하는 경우도 있다. 이 경우, 두
부 CT 혹은 두부 MRI 검사를 촬영하면 치료가 늦어 곤경에 처하
는 일은 없을 것이다. 치료는 신경외과에서 혈종제거 수술을 받
으면 충분히 건강을 회복할 수 있다.

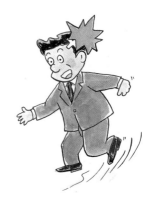

두부타박에 의한 만성경막하혈종
에 의해 치매상이 출현하는 환자
도 있다.

(4) 뇌종양에 의한 치매

갑자기 건망증이 심해졌다거나 앞뒤 조리가 맞지 않는 언동으
로 주변을 놀라게 할 때는 뇌종양에 의한 치매상의 출현이 의심
된다. 뇌종양의 경우 보통은 뇌압항진에 동반한 두통과 구토증을
일으키기 쉬우나, 고령자의 경우 뇌가 위축되어 있기 때문에 뇌

압항진 증상이 잘 나타나지 않는 경우가 많다. 이럴 때도 두부 CT 나 MRI 촬영으로 어느 정도 진단이 가능하다.

(5) 우울증이 치매로 착각될 경우

고령자에게는 우울 상태 혹은 우울증도 곧잘 보이지만, 이를 오해하여 치매로 진단을 내릴 경우도 있다. 이것에는 정년퇴직에 의한 역할 상실이나 경제적 자립을 잃는 데 대한 회의, 배우자나 친구와의 사별 같은 상실체험과 깊은 관계가 있다. 이런 상실체험이 단기간에 걸쳐 거듭해서 일어나면 그것이 도화선이 되어 우울 상태에 빠질 수 있다. 치매와 우울증이 잘 식별되지 않아 치료가 늦어졌을 때는 고령자의 우울증은 심각한 수준에 이르러 자살할 위험성이 있으므로 주의가 필요하다.

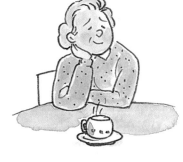

치매와 우울증이 잘 식별되지 않아 치료가 늦어졌을 때는 고령자의 우울증은 심각해져 자살할 위험성이 있으므로 주의가 필요하다.

(6) 갑상선 기능저하증에 의한 치매

갑상선 호르몬의 분비가 원활하지 못할 때는 행동이나 반응이 둔해져 이를 치매로 오인할 수도 있다. 치매를 진단할 때는 갑상선 호르몬도 측정해서 이상이 없는 것을 확인해 두도록 한다. 물론 우울증과 갑상선 기능저하증이 있다고 반드시 급격하게 치매 증상이 출현하는 것은 아니다. 그러나 대개의 경우, 급격한 치매상의 출현이 있을 때는 치매 외의 다른 질환이 원인일 수도 있다는 것을 염두에 두고 상태를 지켜보아야 할 것이다.

2

치매의 진단

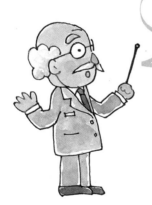

치매의 경우 구체적인 수치의 평가로 진단할 수 있는 기준이 없다. 따라서 진단에 있어 객관성이 결여되어 있고, 그만큼 진단을 내리기가 어렵다.

1. 치매 진단은 어떻게 하나?

치매를 진단한다는 것은 어려운 일이다. 만약 고혈압증이나 당뇨병이라면 혈압 수치나 혈당치를 조사함으로써 수치에 의한 구체적인 진단기준을 설정할 수 있을 것이다.

그러나 치매에서는 구체적인 수치의 평가로 진단할 수 있는 기준이란 것이 없다. 따라서 진단에 있어 객관성이 결여되어 있고, 그만큼 진단을 내리기가 매우 힘들다.

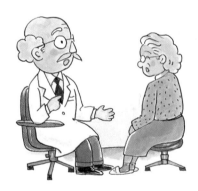

치매는 보통 장기에 걸쳐 치매환자를 보아왔던 의사가
경험으로 터득한 노하우에 의해 판단하여 진단한다.

따라서 치매의 진단은 어디에서 누구의 진단을 받는가 하는 문제가 매우 중요하다. 치매란 장기에 걸쳐 치매환자를 보아왔던 의사가 경험으로 터득한 노하우에 의해 판단하여 진단하는 것이 가장 믿을 수 있다고 이해하면 좋을 것이다. 단순하게 치매 외래에서 실시하는 지적 기능검사(날짜나 시간을 묻거나 물품 이름을 기억

하는지 테스트하는 것)의 점수만을 토대로 치매 유무를 논해서는 안
될 것이다.

>>> 치매 진단을 받기 위해서 어떤 진료과로 가야 하나?

이것은 곧잘 받는 질문인데, 치매가 우려될 때 어떤 진료과를
찾으면 좋을까?

기본적으로는 정신과, 신경내과 혹은 신경외과 등을 생각할 수
있는데, 어떤 진료과에서든지 치매를 익히 보아온 경험 많은 의
사가 종합적으로 진찰해야 한다고 생각한다. 종합적이라는 것은
머리(치매)만 진찰하고 머리 이하의 것은 보지 않는다고 하면 그
것은 충분한 치료가 되지 못 할 것이다. 치매만이 아니라 고령자
의 의료는 고령자 질병의 특징으로서 다발성이 있다고 했는데,
장기나 그 질환에만 국한하지 말고 고령자 전체를 종합적으로 진
찰하는 것이 필요하다. 따라서 치매를 진찰받을 때는 치매를 포
함해서 종합적으로 진찰받을 수 있는 경험 많은 의사를 선택할
것을 권한다.

(1) 수진시의 주의점

아무리 치매가 의심되는 고령자라도 스스로 병원을 찾아오는
일은 거의 없다. 그보다는 가족이 고령자의 의지와는 관계없이
병원에 상담을 청해 오는 것이 보통이다. 하지만 이럴 때라도 당
사자를 속이거나 건강진단 등을 위장해서 진찰을 받게 하는 것은
피해야 한다.

병원에 가서 진찰받아야 한다는 것을 충분히 납득시킨 다음에 검사를 받도록 하는 것이 중요하다. 하지만 환자를 납득시키는 것은 쉽지 않은 일이다. 자칫 마음에 상처를 줄 수도 있다. 그래도 문제의 핵심을 벗어나지 않기 위해서는, 건망증이 심해졌다는 것을 얘기하는 것이 좋다. 고령자 자신도 나이가 든 것을 알고 있기 때문에 그것은 납득하기 어렵지 않다.

건망증이 더 심해져서 만약 치매라도 진행한다면 그때는 너무 늦으므로 빨리 병원을 찾아가서 진찰을 받음으로써 건강상태를 확인해 두는 것이 고령자 스스로에게 이익이라는 것을 설명해 준다. 즉 가족 모두가 걱정하는 일이므로 진찰을 받아 보는 것이 가족과 환자 모두가 안심할 수 있는 길이라는 것을 인식시킨다.

건강진단 등을 위장하는 것은 좋지 않는데, 그 이유는 자신을 속이고 병원에 데려갔다는 감정을 품게 되면, 의사와 신뢰관계를 맺을 수 없기 때문이다. 그래서 심층적인 조사를 행해야 하고, 치료에 들어가게 될 때라도 환자 자신의 협력을 구하기 힘들어진다.

환자의 신뢰를 얻지 못하는, 즉 협조가 없는 상황에서는 내용이 없는 형식적인 진찰로 끝나기가 쉬워 모처럼의 진찰도 허사가 되어 버릴 수 있다.

>>> 문진에 답할 준비를 한다

외래에서는 가족에게 "언제부터 어떤 증상의 변화가 있었습니까? 현재는 어떤 증상이 있으며, 가족으로서 일상생활 속에서 곤란을 받는 일은 무엇입니까? 과거에 큰 병이라든가 수술이라든가 혹은 현재 정기적으로 통원하고 있진 않습니까?" 등을 질문 받게 되므로 미리 답을 준비해 두면 좋을 것이다. 특히 고령자의 행동에 관해서는 자주 반복된 일은 아니지만 한두 번 정도 색다른 에피소드가 있었을 때는 그것도 말해 주도록 한다. 그런 내용이 진단에 크게 도움이 될 수 있다.

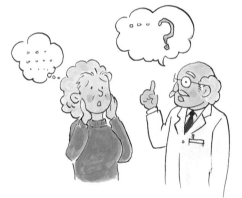

고령자의 특이한 행동에 관해서 질문을 받을 수 있다.

(2) 조기 검진을 위한 일상생활의 체크포인트

일상생활 중 가족이 고령자의 변화를 빨리 눈치채고 전문의에게 알려 주기 위해서는 어떤 점에 주의해야 좋을까?

식사, 배설, 옷 갈아입기, 정발, 세면, 목욕, 행동 등 한 인간이 생활하기 위해 독립적으로 행하는 기본적인, 그리고 인간 각자가 일상적으로 반복해서 행하게 되는 일련의 신체적 동작을 일상생활 동작(Activity of Daily Life), 즉 ADL이라고 한다. 당연히 정상인 사람은 이 ADL을 행함에 무리가 없어야 하며 그 내용이 중요하다.

>>> 식사

　식사 중의 모습이나 매너에 문제는 없는지, 식사하는 태도에서 지금까지 이상했던 점이 없는지 등을 체크한다. 식사 중의 매너에서는 가령 지금까지 해 왔던 것처럼 여전히 즐겁게 식사에 참여하고 있는가, 가족과의 대화에 동참하고 있는가 등이 체크포인트다.

　또 식사 내용에 있어서는 기호에 커다란 변화는 없는가, 식사할 때 주식과 부식을 잘 조합해서 먹고 있는가 등을 관찰한다. 치매 환자 중에는 식사할 때 반찬은 먹지 않고 밥만 먹는다거나 혹은 반찬을 한 가지만 먹는 행동을 취하는 사람도 많다.

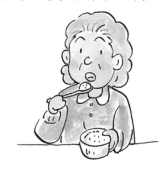

식사할 때는 매너와 태도에서 지금까지와
다른 점이 없는지 등을 체크한다.

>>> 배설

　변기의 물을 내리지 않은 채 나오는 일은 없는가, 화장실을 더럽히는 일은 없는가, 화장실에서 사용하는 슬리퍼를 신은 채 거실로 나오는 일은 없는가, 바지 지퍼를 올리지 않고 나오는 일은 없는가 등을 관찰한다.

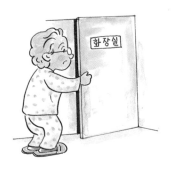

화장실에 갈 때 변기의 물을 잘 내리는지,
바지 지퍼를 올렸는지를 관찰한다.

>>> 목욕

여러 가지 이유를 대며 목욕을 거부하는 일이 많아지지 않았는
가? 목욕하기를 좋아했던 사람도 치매에 걸리면 물에 대한 공포
심이 생기는지 갑자기 목욕하는 것을 싫어하게 된다. 또 치매가
좀더 진행한 상태에서는 더운 물을 어떻게 사용해야 하는지, 샤
워를 어떻게 써야 하는지 그 사용법을 잊게 된다. 몸을 씻거나 샴
푸한다는 행위에 자신을 잃으면서 목욕하는 것을 싫어하게 된다.

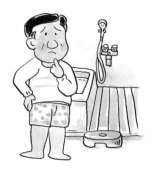

치매에 걸리면 갑자기 목욕하는 것을 싫
어하게 된다.

>>> 옷 갈아입기

속옷을 며칠이나 갈아입지 않는 그런 일은 없는지, 날마다 같은 옷을 입고 있지 않은지도 주의해서 보아야 한다. 원래는 멋을 부리던 사람이 멋에 무감각해져 있지 않은지도 주의한다.

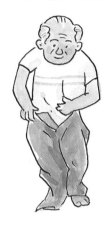

속옷을 며칠씩 갈아입지 않으려고 하므로
주의해서 관찰한다.

>>> 정리

깨끗한 것을 좋아했던 사람인데 정리정돈에 신경쓰지 않을 때는 주의해야 한다.

>>> 시간, 시각

약속 시간에 늦는다거나 시간에 대한 감각이 무뎌 있지 않은지 관찰이 필요하다. 만나기로 한 시간에 늦는 것은 정시에 출발은 했지만, 갑자기 길이 낯설어져 약속장소를 찾지 못함으로써 시간에 늦는 경우가 있다.

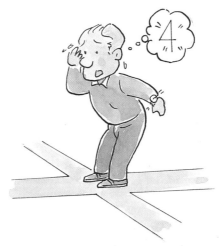

치매에 걸리면 방향감각이나 시간에 대한
감각이 무뎌진다.

>>> 취미

　지금까지 흥미를 보이던 일에 여러 가지 이유를 대면서 별 흥미
를 보이지 않게 되었다면 주의가 필요하다. 일상생활 속의 이런
점들에 주의를 기울여 지켜보며 약간의 변화라도 놓치지 않는 것
이 치매의 조기발견으로 연결된다.

　여러 가지 체크 항목을 구체적으로 몇 가지 들어 보았지만, 결
론적으로 말해서 고령자의 성격이나 일상생활의 리듬이나 패턴에
변화가 나타나면서 그 사람다운 면을 잃고 있지 않은지 살펴보라
는 것이다. 다만 주의할 것은, 치매를 조기에 발견해야 하기 때문
에 신경을 곤두세워 가며 체크맨처럼 굴지는 말아야 한다.

치매에서 주의해야 할 일상의 변화

① 같은 것을 몇 번이나 말하거나 묻는다.
② 잊어버리는 것들이 눈에 띠게 많아진다.
③ 수도꼭지나 가스밸브를 잠그는 일을 잊을 때가 많다. 이와
   같은 일들은 주로 기억력 저하를 반영한 것이다.
④ 일상적인 생활을 하지 않는다.
⑤ 예전에 갖고 있던 흥미나 관심이 없어진다.
⑥ 맺고 끊는 것이 없어진다. 이것은 자발성이나 의욕 저하를
   반영한다.

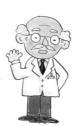

치매에 걸리면 기억력 저하만이 아니라 판단력이나 사고력도 저하되므로 지금까지 활발하게 해 왔던 일이나 가사에 시간을 더 필요로 하게 된다. 시간을 필요할 뿐만 아니라 잘 행하지 못할 수도 있다. 그런 일이 거듭되면 무엇을 하든지 점점 소극적으로 변해서 나중에는 자신감을 잃게 되고 그것이 자발성이나 의욕 저하로 연결된다. 어쨌거나 이와 같은 상황 모두 고령자 본래의 모습을 잃어버리게 한다.

판단력이나 사고력 저하는 잦은 실수를 가져오고, 이는 자발성이나 의욕 저하로 연결된다.

39

2. 지적 기능검사

외래를 찾게 되면 지적 기능검사를 실시하는데, 이때 많이 사용되는 것이 주로 하세가와식 지능평가 스케일(HDS-R)과 간이 정신상태 검사인 (MMSE)이다.

(1) 하세가와식 지능평가 검사

개정 하세가와식 지능평가 검사는 만점이 30점이며, 20점 이하일 때는 치매일 가능성이 있다.

이 검사는 지금까지 알려진 검사 가운데 가장 신뢰성이 높고 표준화되어 있는 치매 진단 검사로 노인의 지적 기능에 장애가 있는지 없는지 또 그 정도가 어떠한지 판정하기 위해서 실시하는 것이다.

5분 정도의 짧은 시간에 어느 곳에서나 간단하게 할 수 있어 가장 많이 사용되고 있다.

하세가와식 지능평가 검사(HDS-R)

	질문내용
1	나이를 묻는 문제이다. 나이를 정확히 말하면 1점을 주고, 두 살까지의 오차는 정답으로 본다. 또한 3~4번의 기회를 준다.
2	현재의 정확한 날짜를 묻는 문제이다. 연달아서 묻지 말고, '오늘은 몇월 몇일입니까?', '무슨 요일입니까?', '올해는 몇 년입니까?' 라고 또박또박 천천히 순서대로 묻는다. 연, 월, 일, 요일 각 정답에 1점씩 준다. 하루나 이틀 정도 틀린 것은 정답으로 간주한다.

	질문내용
3	지금 있는 장소가 어디인지 묻는 문제이다. 노인이 스스로 답변하면 2점을 준다. 지금 있는 곳을 정확히 얘기하면 정답으로 한다. 답변이 없는 경우에는 5초 정도의 시간적인 여유를 준 다음, '여기가 집입니까, 병원입니까, 공원입니까?'라고 질문하여 선택을 정확하게 하면 1점을 준다.
4	3개의 단어를 천천히, 또박또박 끊어서 발음하고 세 번씩 들려주고 나서 다시 반복해 들려준다. 사용하는 단어는 두 묶음이며, 그중 한 묶음을 선택해서 사용한다. 1개의 단어마다 1점씩을 더해 준다. 더 이상 대답하지 못하면 정답을 채점하고 나서 다시 한 번 기억하게끔 정답을 가르쳐 준다. 세 번씩 불러주어도 기억하지 못하면 그만둔다.
5	100에서 차례대로 7을 빼는 문제이다. '100에서 7을 빼면 얼마입니까?', '거기에서 또 7을 빼면 얼마입니까?'라는 질문을 하든가 '93에서 7을 빼면 얼마입니까?'라고 검사자가 100에서 뺀 답을 얘기해도 상관없다. 각 정답마다 1점씩 주고, 처음 계산한 답이 틀렸을 때는 그냥 다음 문제로 넘어간다.
6	질문자가 말한 숫자를 반대로 읽게 한다. (예 : 4-8-2를 반대로 말하게 한다.) 숫자를 얘기할 때는 천천히 끊어서 약 1초 정도의 사이를 두고 부른다. 고령자가 맞으면 듣고 각 정답에 1점씩을 준다. 세 번 얘기해도 답변을 못하거나 틀리면 그만두고 다음 문제로 넘어간다.
7	'앞에서 기억한 단어를 한 번 더 말씀해 주세요'라고 질문한다. 3개의 단어 중에서 스스로 답변한 것이 있으면 각 2점씩 준다. 대답이 틀렸을 경우 단어는 조금씩 사이를 두고 힌트를 주어 정답을 말하면 1점을 준다. 가령 지하철과 무궁화를 기억하지 못하면 '하나는 교통수단인 차입니다'라는 식으로 힌트를 주어 정답을 맞추면 1점을 주고, 그후 '또 하나는 식물 중의 꽃입니다'라고 힌트를 준다. 힌트는 노인의 반응을 잘 살핀 후 하나씩 제시하는 것이 올바른 방법이며, '꽃과 차가 있습니다'와 같이 반복해서 힌트를 주어서는 안 된다.

	질문내용
8	5개의 물건 이름을 하나씩 알려 주면서 보여 준다. 잘 기억하라고 알려 준 후 물건을 감추고 '지금 이곳에 어떤 물건이 있습니까? 기억나는 대로 말씀해 주세요'라고 묻는다. 반지, 지폐, 라이터, 볼펜, 인형 등 서로 관련이 없는 것끼리 사용하도록 한다. 하나씩 맞출 때마다 각 1점씩 준다.
9	'알고 있는 꽃의 이름을 가능한 한 많이 말씀해 보세요'라고 묻는다. 5개까지는 0점, 그 이후부터 10개까지는 1점씩을 더 준다. (예 : 6개=1점, 7개=2점, 8개=3점)

(2) 간이 정신상태 검사(Mini-Mental State Examination)

MMSE는 현재 미국에서 치매 검사로서 널리 사용되고 있는 간이 치매평가 방법이다.

이것은 기억, 상식, 계산, 인지, 언어, 동작, 도형모사 등 동작성 테스트도 포함하고 있어, 지능에 관한 다채로운 정보를 얻을 수 있다.

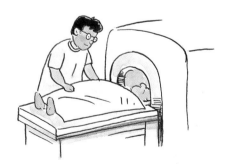

지적 기능검사 이외에 행하는 검사로는 CT와 MRI 검사가 있다.

괄호 하나에 대해 맞는 답을 한 경우 1점을 준다. 만점은 30점이며, 초점이 23~24점 이하인 경우 치매를 의심해 볼 수 있다.

간이 정신상태 검사(MMSE)

	질문 내용	점수
1	오늘은 ( )년, ( )월, ( )일 ( )요일, 계절( )	5점 중 ( )점
2	당신의 주소는? ( )시 ( )구 ( )동	3점 중 ( )점
3	여기는 무엇을 하는 곳입니까? (예 : 병원, 거실, 주택, 가정집, 아파트, 노인정 등)	1점 중 ( )점
4	물건 이름 세 가지를 즉각적으로 기억	3점 중 ( )점
5	3분 내지 5분 뒤 위의 물건 이름들을 회상 (8번 뒤)	3점 중 ( )점
6	100 − 7 = ( ) − 7 = ( ) − 7 = ( ) − 7 = ( ) − 7 = ( )	5점 중 ( )점
7	물건 이름 맞추기(도장, 열쇠)	2점 중 ( )점
8	오른손으로 종이를 집어서, 반으로 접어서, 무릎 위에 놓기 ※ 5번으로 가세요.	3단계 명령 중 단계를 정확히 수행할 때마다 1점
9	오각형 2개를 겹쳐 그리기	1점 중 ( )점

앞에서도 말했지만 지적 기능검사의 점수만으로 치매의 유무를 판단해서는 안 되며, 이것을 보고 집에서 테스트를 하고, 점수가 낮다고 해서 쇼크를 받을 필요는 없다. 단 점수가 낮은 사람은 전문의를 찾아가 상담해 볼 것을 권한다.

의식장애와 같은 신체질환이나 손가락이 떨리고 마비가 되는 신체기능의 저하가 일시적으로 지적 기능의 저하를 야기시킬 수 있기 때문에 진단 검사의 결과를 판정할 때에는 이러한 가능성의 유무에 대한 세밀한 검토가 요구된다.

또 진단 검사 결과가 정보로써 얼마나 정확한가에 대해서는 한계가 있다. 이 판정기준으로 치매가 있는지 없는지를 판별하는 것은 매우 위험하므로 노인을 대할 때 활용하는 하나의 자료로 삼는 것이 바람직하다고 할 수 있다.

생리적인 노화현상의 발로에 지나지 않는지, 병적인 영역에 속해 있는지 등 그 경계선이라는 것은 어느 정도 경험을 쌓은 의사가 진찰을 하고 경과를 지켜보면서 치매를 진단할 수밖에 없다. 가족이 환자의 이변을 깨닫는 시점에서 전문의를 찾아 진찰받게 될 때는 이미 치매는 상당히 진행된 상태라 할 수 있다. 한편 사회생활에도 지장을 초래하는 경우가 많기 때문에 치매의 진단 그 자체는 비교적 용이한 편이다.

3. 뇌의 형태를 조사하는 화상진단

지적 기능검사 이외에 행하는 검사로는 CT(컴퓨터 단층 촬영)와 MRI(자기공명조영상)가 있다.

CT는 전국 병원에 널리 보급되어 있어 검사도 몇 분안에 간단하게 할 수 있는 이점이 있다. 한편 MRI는 강한 자기를 사용하므로 체내에 금속(가령 뇌동맥류 수술로 결찰처치를 받고 있을 경우 등)이 들어 있는 사람이나 심장 페이스메이커 설치술을 받은 사람 등은 MRI 검사는 받을 수 없다.

다만 최근에는 티탄늄을 사용함으로써 결찰술을 받았더라도 MRI가 가능한 경우도 있다. 어쨌거나 MRI는 CT에 비해 촬영시간이 오래(대체로 30분 전후) 걸린다든가 촬영 중 소리가 요란하다는 등의 단점도 있는데, CT에 비해 보다 많은 정보를 얻을 수 있기 때문에 치매를 진단할 때 가능하다면 MRI 촬영을 한다.

알츠하이머형 치매일 경우, 초기에는 언뜻보아 정상범위 내의 위축밖에 보이지 않지만, 증상의 진행에 동반하여 신경세포 수가 줄게 되므로 위축이 넓어진다. 특히 측두엽이나 해마(기억중추라고 부르는 부위)의 위축이 두드러진다.

한편 뇌혈관형 치매일 경우는 뇌경색을 포함해서 허혈성 변화가 두드러진다. 뇌경색이라고 하더라도 증상은 없지만 검사로 우연히 발견되는 무증후성 뇌경색, 운동마비 등의 증상을 동반하는 뇌경색에서 생명에 관계되는 중증 뇌경색까지 다양하지만 여기서 다루는 것은 주로 무증후성 뇌경색이다.

뇌의 경색 부분이나 허혈성 변화를 역시 CT보다는 MRI 쪽이 보다 많은 정보를 줄 수 있다.

4. 뇌 기능을 조사하는 검사

CT나 MRI가 뇌의 형태를 보는 검사인 것에 대해서 뇌의 기능을 조사하는 검사로서는 뇌혈류나 뇌의 물질대사를 화상화하는 SPECT(단일포톤방출단층촬영) 검사나 PET(양전자방출단층촬영) 검사가 있다.

SPECT 검사라는 것은 인체에 해가 없는 극히 미량의 방사성 동위원소를 함유한 약물을 정맥에 주사하고, 뇌 내부의 혈류분포 상태를 화상화하는 것이다.

아직 CT 검사나 MRI 검사만큼 일반 병원에는 보급되지 않았지만 치매 진단에 크게 도움이 된다. 알츠하이머형 치매의 극히 초기에 CT 등으로는 확실한 위축상이 보이지 않는 정도에서도 몇 가지 정보를 얻을 수 있다.

한편 PET는 뇌의 포도당이나 산소의 대사를 화상화한 것인데, SPECT 이상으로 비용이 많이 드는 설비이기 때문에 현단계에서는 주로 연구목적으로 사용하고 있는 정도이다.

이런 사람은 조심하라

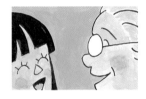

가족력 발병 20~25%

부모나 형제 자매 중 치매 환자가 있으면 본인에게 치매가 생길 가능성은 20~25% 정도다. 이는 일반인보다 5배 가량 높은 수치. 치매유전자를 보는 검사로는 아포이(ApoE) 유전자형 검사가 있으나 이를 통해 발병 여부를 확정지을 수는 없다.

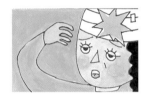

머리 다친 경우 잘 걸려

머리를 다친 적이 있거나 감염이 있던 사람들에게 잘 나타난다. 뇌로 가는 혈관이 좁아져 뇌혈류가 너무 부족할 때도 치매 증상이 올 수 있다.

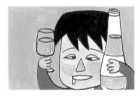

알코올 · 마약 중독자 위험

알코올중독자들에게서 치매 증세가 더 잘 나타난다. 그밖에 마약이나 부탄가스 등에 중독된 사람들도 조심해야 한다.

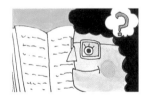

교육수준과는 반비례

보통 교육 수준에 반비례해서 확률이 높다. 서양에서는 알츠하이머형 치매가 압도적으로 더 많지만 동양에서는 혈관성 치매도 흔하다.

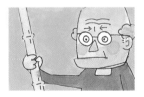

고집센 사람에게 많아

성격적으로는 젊었을 때부터 유난히 자기고집이 센 사람들, 남을 잘 용서하지 않고 이해할 줄을 모르며, 융통성이 전혀 없는 사람이 치매 증세를 더 많이 보인다.

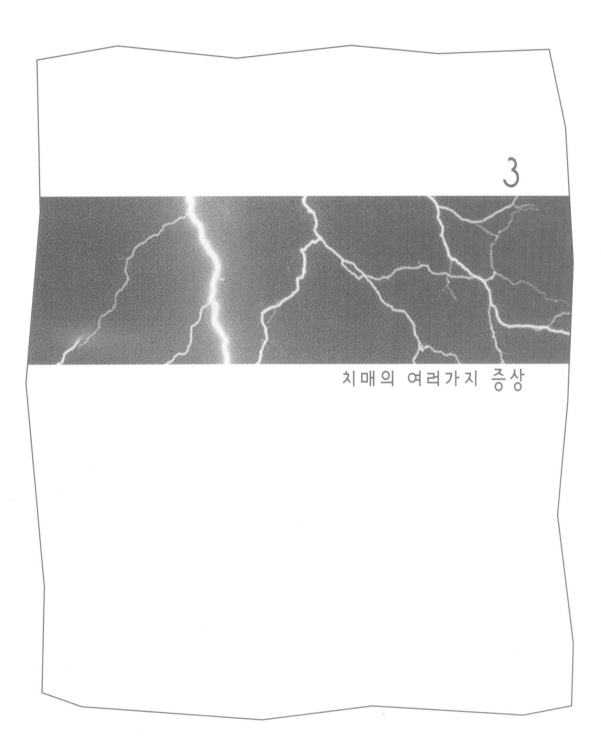

3

치매의 여러가지 증상

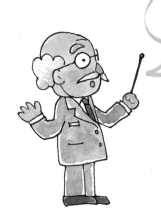

치매는 기억력 장애, 지남력 장애,
판단력 장애 등의 주증상과 망상,
의욕저하, 야간혼돈, 배회 등과 같
은 동반증상이 포함된다.

치매를 구성하는 증상에는 여러 가지가 있지만 크게 두 가지로 나눌 수 있다. 하나는 주증상이라고 불리며, 또 하나는 동반증상이라 부른다.

주증상이라는 것은 치매의 골격을 이루는 증상으로 치매 고령자에게 공통적으로 나타나는 증상이다. 반대로 이들 증상이 없으면 치매라는 진단을 내리는 것이 불가능하다. 이 주증상에는 기억, 기억력 장애와 지남력 장애, 판단력·사고력 장애 등이 포함되며, 이들 주증상은 치매의 진행과 함께 악화된다.

한편 동반증상에는 망상이나 의욕저하, 야간혼돈, 배회 같은 증상이 포함된다. 이들 증상은 모든 치매 고령자에게 공통적으로 보이는 증상은 아니다. 주증상과는 반대로, 이들 증상이 있다고 해서 반드시 치매라는 진단이 내려지지는 않는다. 또 치매의 진행과 함께 강하게 보이는 증상도 아니다. 같은 고령자라도 경과 도중에 증상이 없어질 수가 있다. 다만 이 동반증상이 나타나면서 비로소 가족이 치매를 깨닫는 경우가 많다.

1. 치매의 초기증상

치매를 구성하는 증상에는 여러 가지가 있는데, 다음 도표에 제시된 증상은 상당히 증상이 진행된 상황이다. 가령 건망증(기남력, 기억력 장애)이 치매의 초발증상으로 생각되기 쉽지만 실제로는 치매의 초발증상은 그것만이 아니다.

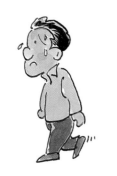

알츠하이머형 치매의 초기증상
은 억압된 우울에서 나온다고
할 수 있다.

특히 알츠하이머형 치매인 경우, 극히 초기(사회생활에서는 특히 지장이 나타나지 않는 단계) 증상이라는 것은 단순한 건망증이 아니라고 생각된다. 치매란 사회생활에 지장을 가져오는 상황이라고 정의했는데, 그 정의에 따르면 이 정도를 치매라고 판단하기에는 문제가 있을지 모르지만, 치매에 이르는 전 단계 정도라고 할 수 있을 것이다.

건망증이라는 것은 어느 정도 치매가 성립된 시점에서 발현되는 증상이라고 하겠다. 그렇다면 알츠하이머형 치매의 진짜 의미에서의 초발증상은 억압된 우울이 아닐까 생각된다. 우울증, 어쩐지 기운이 없어졌다는 상황, 이것을 환자 자신이 이 시점에서 인식하고 있는지 어떤지는 잘 모르지만, 이것이 아마 초기증상이라 할 수 있을 것이다. 이 단계의 증상을 본인을 포함해서 주위 사람들도 인식하지 못하고 있을 때는 증상이라고 표현하기가 좀 이상할지도 모르지만, 엄밀하게 말하면 단계와는 다른 변화라고 할 수 있다.

사회생활에 지장을 초래하는 건망증은 치매가 어느 정도 진행해서 객관적으로 제삼자가 인식할 수 있는 정도라고 하겠다. 어쨌든 건망증이라는 것이 알츠하이머형 치매나 뇌혈관형 치매의 주된 증상인 것에는 분명하며, 사회생활에 지장을 가져오는 것도 사실이다.

치매를 구성하는 증상

증상	지장 내용
주요 증상	기억력 장애(건망증)
	지남력 장애(시간, 장소, 인물)
	판단력 · 시고력 장애
	계산력 장애
	감정 장애
수반 증상	망상
	의욕저하
	야간혼돈
	이상행동(배회, 불결행동, 거친 언동 폭력 등의 공격성, 과식, 이식, 거식, 불식 등 섭식이상, 성적 이상행동, 불 관리 이상 등)

2. 노화현상과 치매 고령자의 기억 기전의 차이

(1) 기억력 장애

사람의 기억이라는 것은 우선 그 사실을 등록한다는 과정이 있고, 그것을 유지하고, 시간이 경과한 다음에 재생한다는 과정에 의해 기억을 유지하고 사물을 기억한다는 상황이 된다.

그런데 나이를 먹어 노화현상이 시작되면 그 재생이라는 과정이 순조롭지가 않다. 이 노화현상에 의한 기억의 재생곤란이라는

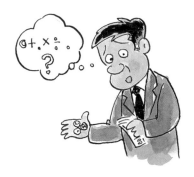

치매노인의 경우 사실 등록은 할 수 있지만 재생하는 데 곤란을 느낀다.

상태는 어느 정도 힌트가 주어지거나 구체적으로 제시되면 그 내용이 상기되어 기억이 되살아난다. 가령 텔레비전을 시청할 때 탤런트 얼굴은 알고 있지만 이름이 금방 떠오르지 않는 상황에서는 어느 정도 힌트가 있으면 아아 그렇지, 하고 생각하는 상황, 그것이 노화현상이다.

한편 치매 고령자는 기억·재생을 할 수 없다. 치매노인인 경우에는 사실 등록은 할 수 있지만 유지하는 과정이 저해되고 있으므로 재생할 수가 없다. 노화현상의 건망증과 치매 건망증의 차이는 여기에 있다. 등록·유지는 할 수 있지만 재생이 곤란해지는 것이 노화현상이고, 유지라는 과정이 저해를 받아서 재생 그 자체를 할 수 없는 것이 치매이다.

이 경우 유지가 되지 않으므로 방금 전의 것도 기억·재생되지 않는다. 컴퓨터를 다루는 사람이라면 잘 알 수 있을 것이다. 컴퓨터를 사용해서 문장을 작성했다고 하자. 끝으로 컴퓨터가 이 문장을 저장할지 어떨지 묻게 된다. 거기서 '저장한다'를 클릭하지 않으면 다른 기회에 이 문장을 컴퓨터에서 꺼내오고자 할 때 재생이 불가능하다. 그러나 일단 저장해 두면 언제든지 몇 번이라도 그 문장을 재생할 수 있다. 노화현상과 치매 건망증의 차이는 컴퓨터로 비유해서 화면상의 '저장'을 클릭할 것인지 하지 않을 것인지의 차이이다.

>>> "왜 밥 안 줘?" 하고 꾸짖는다

실제로 그런 일이 있을까 생각하는 사람도 있을지 모르지만, 치매 고령자가 방금 식사를 하고나서도 "왜 밥 안 줘?"하고 말하는 일은 현실적으로 많이 발생하는 일이다. 처음에는 가족도 상냥하게 대응해 주지만, 치매 고령자와 함께 생활하는 가족에게 있어서는 하루 24시간, 1년이면 365일을 아침부터 밤까지 언제나 간병하며 지내야 하는 상황이므로 정신적으로나 육체적으로 지치게 된다.

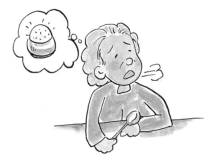

방금 식사를 하고서도 밥 달라고 말하는 치매노인이 많다.

그렇게 되면 항상 그렇지는 않더라도 때로는 몹시 화가 나서 야단을 치게 되는 상황이 생긴다. 치매 고령자 입장에서 보면 "밥을 왜 안 주느냐"고 물었을 뿐인데 왜 이렇게 화를 내는 것인가 당황할 수 있다. 보통 사람의 입장에서는 방금 식사를 마친 상태로 설거지도 끝내지 않았는데, 그런 말을 하니 왜 저럴까 하고 이해가 가지 않는다.

하지만 앞에서 기억의 구조에 대해 말했듯이 치매 고령자로서는 먹었다는 사실은 등록할 수 있어도 저장과정이 결여되어 있으므로 아직 설거지가 끝나지 않은 시점에서도 먹었다는 사실을 재생할 수가 없다. 그러므로 치매 고령자로서 보면 공연히 야단만 맞았다는 마음의 상처와 불쾌감만이 남게 된다.

그러나 야단쳐 봐야 10분만 지나면 또 같은 것을 묻는다. 방금 전 가족에게 야단맞았다는 사실도 머리 속에 남아 있지 않다. 식사가 끝난 지 아직 10분도 지나지 않았다든가, 가령 이번이 세 번째 질문이라는 인식도 본인은 갖고 있지 않다.

그러나 기억할 수는 없지만, 꾸중당했다는 사실에 대한 불쾌함은 남아 있다. 그러나 왜 마음에 상처나 불쾌감이 남아 있는가 하는 인식도 유감이지만 본인은 인식할 수 없다.

>>> 예전의 기억과 현재의 망각

이것도 치매 고령자를 모시는 가족이 곧잘 하는 말인데, "우리 할머니는 옛날 일은 잘 기억하시는데 어제 있었던 일이나 방금 한 얘기는 잊어버립니다"고 한다. 이것도 앞에 말한 등록, 저장, 재생 과정을 잘 생각한다면 왜 이와 같은 일이 일어나는지 쉽게 이해할 수 있을 것이다.

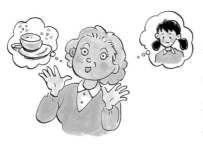

어제의 일이나 방금 전 일은 기억하지 못해도 오래 전 일은 잘 기억한다.

예전 일은 기억의 기전으로 말하면 아직 건강했던 시절에 등록·저장되었던 것이므로 재생이 가능하다. 즉 옛날 일은 잘 기억한다는 것이다. 하지만 어제 일이나 방금 전 일은 이미 치매에 빠져 있으므로 등록하더라도 저장이 되지 않는다. 즉 재생할 수 없는 상황이다. 그러나 여기서 치매가 더 진행하면 저장되었던 것이라도 재생이 곤란하게 되어 옛날 일까지도 잊게 된다.

>>> 진술적 기억과 비진술적 기억

스콰이어(Squire)의 분류에 의하면 기억은 그 내용(질)에 따라 진술적 기억과 비진술적 기억으로 나뉘어진다.

진술적 기억은 의미기억과 에피소드 기억으로서, 의미기억이란 추상과 구상을 막론한 사항의 지식집합이며, 에피소드 기억은 스스로의 경험이나 체험 기억이라 할 수 있다. 한편 비진술적 기억은 그것이 획득된 후의 행동을 무의식중에 변화시킨다는 특징이 있다.

건강한 보통의 고령자라면 기본적으로는 진술적 기억, 특히 의미기억의 감소에 머물지만, 치매 고령자는 과거의 본능적인 기억까지 잃기 때문에 그 결과 옷 입는 법을 잊는다거나 칫솔에 치약을 묻혀서 이를 닦는 행위를 할 수 없어지거나 평소 사용하던 기계나 도구를 잘 사용하지 못하는 등의 상황이 발생, 일상생활에 지장을 초래하게 된다.

(2) 망상과 환각

여러 가지 증상이 있지만, 가족이 병원을 찾는 계기가 되는 증상 중에 가장 많은 것이 망상이나 환각이다.

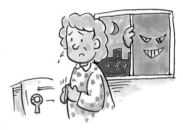

망상 중에는 도둑맞는 망상과 질투망상이 많다. 그중에서도 특히 많은 것이 도둑맞는 망상으로, 인간이 본래 갖고 있는 욕심 때문인지도 모르지만, 그 대부분이 돈이나 예금통장에 관한 것이다. 보통 자신의 지갑이나 통장이 어디 있는지 모를 때는, 집안 어디에 놔두고 잊었나 보다 하고 여기저기 찾아보게 마련이다. 그러나 치매 고령자는 단정적으로 도둑맞았다고 생각한다. 가족 중 누군가가 훔쳤다고 말하는 것이 도둑맞는 망상이다.

가장 많은 망상은 도둑맞는 망상으로 대부분 돈이나 예금통장에 관한 것이다.

그리고 또 하나 자주 보게 되는 것이 질투망상이다. 가령 배우자가 바람을 피운다고 생각하는 망상이다. 대개의 질투망상은 버림받은 것처럼 마음이 허전한 고령자의 불안감이 투영되어 발생한다. 자기를 남겨 두고 외출하는 일이 많거나 마음에 들지 않는 일들이 겹치면 질투망상으로 전개되는 경우가 있다.

환각으로는 환청보다 환시가 많다. 주로 인물이나 동물에 대한 환시가 많은데, 벌써 오래 전에 죽은 육친이 자기를 찾아왔다고 말하는가 하면, 실제로는 아무도 없는데도 방문객이 있는 것처럼 행동할 때도 있다.

(3) 의욕 및 자발성의 저하와 인격 변화

의욕이나 자발성의 저하는 치매 초기에 보이는 증상이다. 이런 경우 우울상태나 우울증과의 구별이 필요하다는 것은 치매 외에도 치매 유사증상을 다른 질환이나 증세에서 이야기했다. 치매에서 보여지는 의욕 저하나 자발성의 저하는 우울증이나 우울상태만큼의 기분적 변동은 보이지 않으며, 그 증상은 고정적이고 진행성이 있는 것이 특징이다. 어쨌든 사물에 대해 의욕을 잃는 흐리멍텅한 상태라고 할 수 있다. 이 요인에는 다음과 같은 것들을 생각해 볼 수 있다.

즉 전두엽증상군의 한 증상으로 의욕 저하나 자발성 저하가 출현하는 것으로 볼 수 있다. 뇌의 장애가 전두엽에 이르면 각종 증상이 나타나는데, 의욕이나 자발성 저하는 그 대표적인 증상이다.

게다가 기억이나 지남력 장애가 진행하면, 사물을 조리 있게 생각하고 행동하는 인간이 본래 갖고 있는 사고력이나 판단력이 작용하지 않게 된다. 이것이 의욕 및 자발성 저하와 관계가 깊다. 발병 이전의 활동과 전혀 다른 상태가 되므로 가족은 사람이 변한 것을 실감하게 된다.

여기에서 전두엽이라는 말이 나왔으므로 뇌의 해부와 기능영역에 대해 살펴보자.

대뇌반구는 뇌회(길쭉한 융기) 및 뇌구(계곡 비슷하게 파인 것)로 구성되어 있기 때문에 대뇌 피질 표면은 평평하지 않고 울퉁불퉁하다. 그리고 주요 주름을 경계로 해서 전두엽, 측두엽, 두정엽, 후두엽 네 개의 뇌엽으로 나눌 수 있다. 뇌엽의 경계를 구성하고 있는 것이 전두엽과 두정엽을 가르고 있는 중심구, 측두엽을 전두엽과 두정엽으로부터 구분하고 있는 외측구(실비스구)이다. 대뇌피질의 후부영역 대부분은 후두엽이라 불린다.

각 뇌엽은 서로 다른 감각 혹은 운동기능을 맡고 있는 것으로 알려져 있다. 가령 후두엽은 시각중추, 측두엽의 일부는 청각에 관계하고 있으며, 두정엽 전부는 신체감각기능에, 또 전두엽 후부는 운동기능에 관계한다. 또 피질영역은 단계적 기능에 의해 크게 세 개로 나눌 수 있다.

① 제1차 투사신경섬유군

감각기로부터의 자극이나 특정부위의 운동에 관련하고 있는 영역이라 할 수 있다. 하등동물에서는 대부분이 이 제1차 투사야이며 다른 기능은 거의 존재하지 않는다.

② 연합신경세포군

고등동물, 특히 인간은 대뇌피질신경세포의 대부분은 특정 감각에 구속되어 있지 않아 이 영역을 연합대뇌신경세포(중립피질)

라고 부르고 있다. 연합대뇌피질신경세포는 제2차 연합대뇌피질신경세포와 제3차 연합대뇌피질세포로 구분된다.

■ 제2차 연합대뇌피질신경세포

제1차 투사신경섬유군에 인접한 영역으로 그곳은 아직 감각특수성을 지니고 있어 제1차 투사신경섬유군에 들어온 특수 감각정보보다 상급 처리중추로 생각된다. 가령 시각 실인(失認)을 예로 들자면, 사물이 보이는데도 지금 보고 있는 물건이 무엇인지 이해할 수 없다.

■ 제3차 연합대뇌피질신경세포

제2차 연합대뇌피질신경세포의 경계에 위치하고 있으며, 이 영역에서는 감각특수성은 모습을 감추고, 감각은 통합되어서 더 상급 인식양식인 지각이 된다.

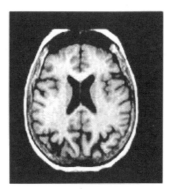
정상뇌 MRI

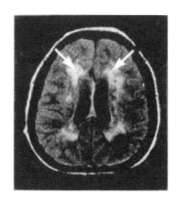
소혈관성치매 MRI

이번에는 대표적인 전두엽 연합신경세포에 대해서 살펴보자. 전두엽의 전부는 운동의 통제에는 관련하지 않으며, 보다 고차적 통합기능을 맡고 있는 것으로 알려져 있다. 인간의 뇌에서는 특히 이 영역이 커서 인간의 전두부 대부분을 차지하고 있다. 세 종류의 동물과 인간의 뇌 전두엽을 비교하면, 그것을 잘 이해할 수 있을 것이다. 이 전두부신경세포에 장애가 일어나면 지적으로나 인격적으로나 변화를 가져오게 된다. 전두엽증상군에 의한 의욕저하나 인격변화도 이 전두부 신경세포의 장애에 의한 것이다.

3. 알츠하이머형 치매와 뇌혈관형 치매의 차이

양자를 분명히 구분할 수 있는 증상의 차이가 있는 것은 아니다. 특히 치매가 진행되면 그 구분은 더욱 더 곤란해진다. 다만 외래 등 경험으로 볼 때 뇌혈관형은 '각'이 있고, 알츠하이머형은 '둥글다'고 구분할 수 있다.

이것은 진찰의 한 수단으로서 지적 기능검사 질문 항목 속에 야채 종류나 동물의 종류를 들어서 검사를 한다고 하자. 이 질문을 하면 뇌혈관형 환자는 두 개, 세 개, 이름을 대다 다음 대답이 궁하게 되면 "나는 야채를 별로 안 좋아해서요"라든가 "집에서 동물을 길러 본 적이 없어서 동물 이름을 몰라요" 등 변명하는 경우가 많다.

야채를 안 좋아하거나 동물을 길러 본 적이 없다고 변명하는 경우가 많다.

한편 알츠하이머형 치매 환자는 두세 개 이름을 대다 답이 궁하게 되면 "그 다음은 몰라요"하고 비교적 담백하게 물러서는 경우가 많다.

이것은 혈관형 치매는 어느 정도 지적 수준이 저장되어 있는 부분과 그렇지 않은 부분이 있어서 아직은 자존심이 남아 있기 때문에 그와 같은 변명조의 발언하는 것인지도 모른다.

4. 치매 고령자의 심중

앞에서 살펴보았듯이 치매의 증상은 여러 가지가 있다. 그렇다면 치매 고령자의 심중은 어떨까?

기억력 저하가 현저하게 나타나고, 그 결과 지남력 장애 등도 가해져서 지금 자기가 어떤 환경에서 생활하고 있는지 혹은 앞으로 어떻게 되어 갈지 전혀 알 수 없는 상황이다. 불안, 긴장, 초조 내지는 혼란 속에서 생활하고 있다고 할 수 있다. 뒤에서 더 상세하게 말하겠지만 치매 고령자는 순간적인 '점'으로 살아가고 있다고 할 수 있다. 반면 정상적인 사람은 연속적인 '선'으로 살아가고 있다.

이런 정신상태 속에서 생활하고 있으므로, 당연히 문제행동이 출현하게 된다. 이 문제 행동을 조금이라도 경감시키고 싶다면 일상생활을 정신적으로 안정된 환경 속에서 보낼 수 있게 해주는 것이 중요하다. 그러기 위해서 치매 고령자의 주변 사람들이 치매라는 병을 이해하고 적절한 대응이나 접근으로 정신적 치료에 힘써야 한다. 또한 치매 고령자에게 정신적 안정을 부여해 주어야 한다.

이것도 흔히 볼 수 있는 증상의 하나로, 과거와 현재를 혼동하는 증상이 있다. 가령 퇴직한 지 한참 지났는데 아직 회사에 다니는 걸로 착각하거나, 이미 반려자가 죽었는데도 마치 살아 있는 것 같은 말이나 행동을 할 때가 있다.

게다가 돌보고 있는 쪽을 난처하게 만드는 증상으로 배회라는 것이 있다. 배회란 목적도 없이 어슬렁어슬렁 돌아다니는 것인데, 그것은 어디까지나 치매가 없는 사람들의 입장에서 본 판단이며, 치매 고령자에게 있어서는 이 배회에도 나름대로 이유가 있다고 할 수 있다. 불안감이나 초조감을 없애기 위해 걸을 수도 있고, 자기 집을 자신의 집이라고 인식하지 못함으로써 집에 가겠다는 일념으로 걷고 있는 경우도 있다. 혹은 과거와 현재와의 혼동 사이에서 이미 퇴직했는데도 회사에 가기 위해 정거장에 가는 사람도 있다.

따라서 치매 고령자를 접할 때는 늘 자신의 잣대로 판단할 것이 아니라 그들 입장에서 생각하는 것이 중요하다. 이렇게 하는 것만이 조금이라도 치매 고령자의 정신적 안정과 치매의 진행을 방지할 수 있다.

5. 치매의 정도

치매의 정도라는 것은 세밀하게 나누면 매우 어렵지만 대략적으로 나누면 다음의 3단계로 나눌 수 있다.

치매의 3단계

구 분	정 도	내 용
경증 (1단계)	사회생활에 지장을 초래한다.	흥미 감퇴
		계산 장애
		건망증이 심하다.
		생각이 한군데로 모아지지 않는다.
		주의력 감퇴
중간증 (2단계)	가정생활에 지장을 초래한다.	최근의 기억 장애
		경증의 지남력 상실
		지적 노동 불능
중증 (3단계)	셀프케어를 할 수 없다.	고도의 목표인식 상실(길을 잃는다)
		일상생활에 지장받는다.
		연령, 생년월일을 잊는다.
		무위, 실금

(1) 1단계—경증

이 단계에서는 가족은 거의 이변을 깨닫지 못하는 수가 많다. 행여 약간의 이변을 인식하게 되었을 때라도 대부분 단발로 나타나게 되고 연속해서 일어나지는 않기 때문에 나이탓으로 여기는 경우가 많다.

따라서 이 단계에서 병원을 찾아오는 일은 극히 드물다. 그러나 조기 진단, 조기 간호에 나서기 위해서는 고령자의 작은 이상과 변화를 빨리 알아차리는 것이 중요하다.

이미 앞에서 치매 증상을 알아보기 위한 테스트 항목을 소개했으므로, 가정에서도 체크항목을 기억해 두도록 하고, 평소부터 주의 깊게 관찰해야 할 것이다.

그러나 과도하게 신경을 곤두세우고 의심하는 눈초리로 고령자를 바라보는 것은 절대 금물이다. 일상생활의 행동 속에서도 평상시와 다른 면을 볼 수 있다. 평소부터 그런 의식을 갖고 고령자를 접하는 것이 중요하다.

외래 진찰을 할 때, "몇 년 전에 혹시 이런 일이 없었나요?" 하고 물어보면, "그러고 보니 4, 5년 전쯤에 그런 일이 있었습니다" 하고 대답할 때가 많다. 몇 번이나 반복적으로 행동하게 되면 가족 모두 이상하다고 생각하지만, 어쩌다 한 번 정도 있는 일이면 "뭐, 나이도 나이인만큼 그럴 수도 있는 일이지" 하고 생각하게 된다. 그러므로 경증이라는 것은 대체로 무시하고 넘어가 버리는 상황으로서, 동거하고 있는 가족도 거의 깨닫지 못한 채 지내기 쉽다.

자택에서 생활하면서는 거의 몰랐지만, 현역에서 일하고 있는 사람일 때는 직무상 다소 지장을 초래하기 시작한다. 단순한 실수가 잦아지고 판단력이 둔해져서 어떻게 감당해야 할지 모르게 된다. 이것이 좁은 의미에서의 사회생활에 지장을 초래하는 단계라고 할 수 있다.

이런 상황이 되면 본인도 판단하기 힘들다거나 실수가 잦아져 피곤하다든지 어느 정도는 인식하기 시작한다. 동시에 직장에 있는 주변 사람들도 알게 된다.

이 단계에서는 정시에 자기 집 대문을 나가 평소와 다름없이 일을 계속하기 때문에 가족은 직장에서의 상황을 모를 수 있다. 다만 이 단계에서도 주의 깊게 살펴보면 집에서 하는 모습이 평소와는 조금 다르고 지쳐 보인다거나 기분이 침체되어 있다거나 어느 정도의 변화는 알 수 있다.

(2) 2단계─중간증

이 단계가 되면 가정에서의 생활에도 약간 지장을 초래하게 된다. 만약 가정 주부가 치매에 걸렸다면 가사 등 가정 내의 일을 원만히 할 수가 없다. 자주 일어나는 일로 쇼핑을 할 때 같은 것을 몇 번이고 반복해서 사오게 된다.

시골에서 어머니 혼자 생활하고 있을 경우, 전화 통화를 통해서는 전과 다름없어 보이기 때문에 자녀들은 건강하게 잘 지내고 있구나 하고 안심하게 된다. 그러나 오랜만에 집에 가보면 온 집

지갑 속에는 동전이 가득

경증 후반에서 중간증 단계가 되면 계산 장애가 출현한다. 계산 장애가 있는지 없는지 알고 싶다면 그 사람의 지갑 안을 보면 알 수 있다.

계산 장애가 생기면 잔돈 계산을 할 수가 없으므로 잔돈으로 살 수 있는 물건인데 큰돈을 사용하기 때문에 지갑 안에는 잔돈이 꽉 차게 된다.

안이 어지럽혀진 채로 있고, 냉장고를 열어 보면 같은 물건, 예를 들면, 달걀만 산더미처럼 쌓여 있는 상황에 놀라게 된다.

함께 살면서 생활하고 있을 때 어느 정도 이변을 깨닫는 단계, 이것이 중간증 정도이다.

(3) 3단계 – 중증

이 단계가 되면 셀프케어를 할 수 없다. 셀프케어란 앞에서 설명했던 ADL(일상생활 동작)의 자립이 불가능한 것을 말한다. 즉 식사하거나 배설하거나 아침 일찍 일어나 세수하고 옷을 갈아입는 등의 일을 할 수 없게 된다. 이 단계가 중증이다. 이 단계에 이르면 끊임없이 신체적 보살핌이 필요하다.

이와 같은 3단계 모두 넓은 의미에서 사회생활에 지장을 초래하는 것이 치매이다.

4

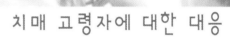

치매 고령자에 대한 대응

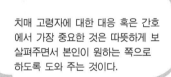

치매 고령자에 대한 대응 혹은 간호에서 가장 중요한 것은 따뜻하게 보살펴주면서 본인이 원하는 쪽으로 하도록 도와 주는 것이다.

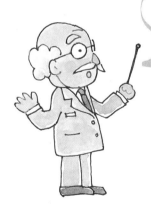

1. 치매 고령자에게 '채찍'은 금물

치매에 걸린 사람을 대하기란 보통 힘든 것이 아니다. 가족에게 있어서도 가장 큰 문제가 된다. 앞에서 말했듯이 치매 고령자는 기억이라는 메커니즘 속에서 저장이라는 과정이 결여되어 있기 때문에 같은 것을 반복해 말하면서도 거의 머리 속에 남아 있지 않은 경우가 많다. 그것이 가족을 정신적으로 몹시 지치게 만든다.

그러나 치매 환자에게 화가 나서 소리를 지르거나 꾸짖거나 하는 것은 삼가야 한다. 한마디로 치매 환자에게 '채찍'은 금물이라 할 수 있다. 그보다는 '당근'으로 대응해야 할 것이다. 말을 훈련시킬 때는 채찍과 당근을 번갈아 사용하면서 가끔은 야단쳐야 할 때도 있지만, 치매 고령자에게는 야단을 쳐봐야 시간낭비이다. 오히려 정신적으로 불안정해지거나 혼란을 유발시킬 뿐이다. 또한 치매 고령자의 마음에 상처만 주게 된다.

치매 고령자에 대한 대응 혹은 간호의 근본은 따뜻하게 보살펴 주면서 본인이 원하는 쪽으로 해주는 것이 좋다. 본인이 원하는 대로 해주라고 하면 돌보는 입장에서는 참으로 난감해지겠지만, 고령자를 납득시키는 것이 반드시 필요하다. 이유나 논리적 설명은 필요하지 않다. 설득보다 납득이 중요하다.

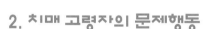

2. 치매 고령자의 문제행동

치매 고령자는 배회, 야간불안 등 여러 가지 문제행동을 일으킨다. 가령 심근경색의 급성기 환자에게는 절대 안정이 필요하다. 만약 심근경색 환자가 안정을 유지하지 못할 때는 증상을 더 악화시키게 되며, 안정 유지는 병태에도 즉각 반영된다. 그런 의미에서 심근경색의 급성기 환자가 안정을 유지하지 못한다면 매우 심각한 문제를 초래한다.

한편 치매 고령자에게 있어서 문제행동은 심근경색 시의 안정을 유지하지 못하는 것과는 다소 차원이 다르다. 배회 그 자체가 치매의 증상을 직접 반영하는 것은 아니기 때문이다.

그렇다면 치매의 문제행동이라는 것은 대체 무엇이 문제일까? 그 행동이 간호하는 사람에게 있어서 커다란 부담을 안겨 주고 피해를 입히기 때문에 문제행동이라고 말하는 것이다.

그런데 왜 문제행동이 일어나는 것일까? 치매인 이상, 문제행동은 반드시 일어난다. 앞에서 치매 고령자의 심중에 대해 얘기했듯이 치매 환자는 불안, 긴장, 초조, 혼란 속에서 생활하고 있다. 따라서 마음이 유리 세공 조각품처럼 섬세해서 언제 깨질지 모르는 위태로운 상태에 있다. 그 생활은 이제 선이 아닌 점의 상태로 유지되고 있고, 다만 순간순간을 살아가고 있는 것에 지나지 않으므로 반드시 문제행동이 일어난다.

그러나 어쩌면 문제행동을 일으키는 요인은 간호자 측의 대응 방법, 접근법에 있다고 할 수 있을지도 모른다. 좀더 구체적으로 말하면 간호자가 치매 고령자의 마음에 상처를 입히게 되면 그 손상된 마음을 어디에 발산시킬지 몰라 문제행동을 일으키게 된다.

따라서 치매 고령자에 대해 마음의 상처를 주느냐 주지 않느냐에 따라 문제행동의 발현 빈도는 달라질 수 있다. 원래 불안한 정신상태로 생활하고 있는 상황인데 유리조각품처럼 섬세한 마음에 상처를 주게 되면 불안과 긴장, 초조감이 가중되면서 혼란상태에 빠질 수밖에 없다.

따라서 치매 고령자는 불안한 마음에 무엇인가 문제 행동을 취하며, 그런 행동이 간호자를 더 힘들게 하는 악순환이 되풀이된다.

3. 문제행동에 대한 대응책

(1) 야간혼돈, 야간불안

현실적으로 흔히 있는 사례로서 한밤중, 그것도 겨울철 등 날이 추울 때는 특히 위험하다. 치매 고령자가 밤중에 부스럭거리면서 옷장을 열고 짐을 챙길 때가 있다. 그러다가 자기 집에 있으면서도 "이제 늦었으니까 이만 돌아갈게요"라고 말하곤 한다. 이것은 야간혼돈상태이다.

여기서 혼돈에 대해 잠깐 말하자면, 이것은 넓은 의미에서의 의식장애의 일종으로 엄밀하게 말하면 질적인 의식장애라 할 수 있다. 협의의 의식장애라는 것은 가령 교통사고 등에 의해 의식불명 상태로 병원에 실려 왔을 때처럼 의식의 양적 저하를 말하지만, 여기서 말하는 의식장애란 의식이 혼란상태가 되어 흥분, 착각, 환각, 불안, 긴장 등을 동반하는 상태를 말한다. 이 혼돈은 황혼증후군과 마찬가지로 야간에 일어나는 경우가 많기 때문에 야간혼돈이라고 말한다.

이러한 야간혼돈이 보였을 때 가족은 "여기는 당신 집이예요. 이제 늦었으니까 잡시다"하고 설득하게 된다. 그러나 아무리 설득해도 고령자는 그 사실을 이해할 수가 없으므로 야간혼돈이 해

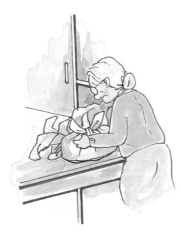

야간혼돈상태가 되면 밤중에 짐을 챙길 때가 있다.

소되지 않는다.

만약 이런 설득 정도로 끝날 수 있는 일이라면 다행이다. 이런 때일수록 평소 간병과는 다른 성격이 나타난다. "시끄러워요. 이제 늦었으니까 그만 자요!"하고 버럭 소리를 지른다. 하지만 화를 낸다고 제정신이 들어서 "벌써 밤이라구요? 알았어요. 그럼 불 끄고 얌전히 잘게요" 한다면 좋겠지만 상대는 치매 고령자이다. 그런 상황을 이해하기란 도저히 불가능하다. 이해할 수 있었다면 처음부터 치매가 아닐 것이다.

그런 상대에게 화를 내고 야단친다면 고령자의 마음에 깊은 상처만 남기게 되어 큰 혼란을 빚게 되고, 야간섬망은 다음날도, 또 그 다음날까지도 계속된다.

그렇다면 이럴 때 간호하는 입장에서 어떻게 대하는 것이 좋을까? "아, 그래요. 그럼 집으로 돌아갑시다"하고 간호하는 사람도 함께 짐을 정리해서 고령자와 함께 일단 밖으로 나간다. 그런 다음 집 주위를 한 바퀴 돌고 나서 다시 집으로 돌아와서, "이제 집에 다 왔네요. 오늘은 많이 늦었으니까 짐은 내일 정리하고 그냥 주무세요"하고 말해 주면 고령자도 안심하고 납득한다.

치매환자가 낮에도 짐을 싸거나 정리 하는 것을 자주 볼 수 있다. 그럴 때도 "대체 뭐하는 거예요? 쓸데없이!"하고 말하기보다 "아유, 깨끗이 청소하셨네요. 고맙습니다. 이제 나머지는 제가 할게요"하고 말하는 편이 치매 고령자의 마음에 응어리가 남지 않으므로 그 뒤의 여러 가지 문제행동의 유발을 막을 수 있다.

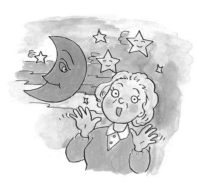

치매 고령자는 저녁이 되면 불
안정한 상태에 빠지는 경우가
있다.

(2) 황혼증후군

치매 고령자가 저녁 때가 되면 왠지 안절부절못하면서 불안정한 상태에 빠지는 경우가 있다. 이와 같은 상황을 황혼증후군이라고 한다.

치매 고령자는 항상 불안과 긴장 속에서 생활하므로 저녁 무렵에는 피로감이 극에 달한다.

이 시간대는 간호하는 쪽도 저녁 준비 등으로 인해 고령자를 혼자 두는 경우가 많기 때문에 해가 지고 밖이 어두워질수록 불안감이 더 커진다.

(3) 같은 말을 반복해서 말하고 묻는다

앞에서 치매 고령자가 "밥 안 줘?"하고 반복해서 같은 말을 할 때는 짜증내거나 야단치거나 해서는 안 된다고 했다. "방금 먹었잖아요!"하고 말해봐야 오히려 반감을 사거나 혹은 "자기네만 먹고 나한테는 먹을 것도 안 줘"하는 피해망상적인 감정을 품게 할 뿐이다.

그럴 때는 가령 식사가 막 끝난 다음일지라도 "지금 곧 준비하니까 조금만 기다리세요"한다던가 "차라도 마시면서 기다려 주세요"라고 말해서, 고령자가 납득할 수 있는 형태로 끈기 있게 대응해 주도록 한다. 그렇게 하면 고령자도 안정감을 얻을 것이다.

같은 내용의 이야기라 하더라도 거추장스러워하지 말고 새로운 내용의 이야기인 것처럼 맞장구를 쳐주면서 이야기 상대가 되어주는 것이 중요하며, 같은 말을 한다면서 무시하는 것은 금물이다. 싫어하지 말고 그때마다 귀를 기울여 주면서 상냥하게 대하는 것이 중요하다.

그렇게 함으로써 고령자는 안정감을 얻어서 정신적으로도 안정된다. 그것이 각종 문제행동의 유발을 방지한다.

(4) 지남력 장애

"오늘이 며칠이지?"하고 반복해서 묻는 경우가 있다. 그것은 뭔가 예정이 있어서 며칠인지 묻고 있는 것이 아니다. 다만 자기가 있는 장소나 시간에 대해 인식이 없으므로 끊임없이 그것을 확인함으로써 마음속의 불안을 조금이라도 덜어보고 싶은 것이다. 물론 본인에게 불안을 제거하기 위해서라는 인식은 없지만, 말하자면 본능적으로 반응하는 것이다.

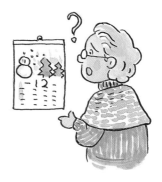

자기가 있는 장소나 시간에 대해 인식이 없으므로 끊임없이 날짜를 묻는다.

치매 고령자는 점 혹은 불연속적인 선으로 생활하고 있기 때문에 늘 불안하고, 따라서 끊임없이 같은 질문을 반복한다. 그럴 때 짜증을 내며 대답하면 고령자를 슬프게 만들고 마음에 큰 상처를 안겨 주게 된다. 이럴 때의 대응은 잘 보이는 곳에 달력을 걸어 두고, 함께 그 앞으로 가서 "오늘은 12일이에요"하고 대답해 준다.

(5) 인물 오인

가족의 입상에서는 벌써 몇 년이나 함께 생활하고 있는네도 "당신은 누구세요?"라고 말한다면 충격이 클 것이다. 물론 이것은 치매 고령자가 기억을 서서히 잃어가고 있기 때문으로 어쩔 수 없는 것이다. 이럴 때 솔직하게, "당신의 아내예요" 하고 대답하는 것도 좋을지 모르지만, 경우에 따라서는 아내라고 대답하면 "그럴 리는 없어. 아내는 이미 죽었어" 하고 말할 수도 있다. 이럴 때는 반대로 "내가 누구로 보여요?" 하고 질문하는 것이 좋을지도 모른다.

같은 이유로 다른 사람으로 착각할 수도 있다. 그럴 경우에도 강하게 부정하지 말고, 그 사람이 되어 주는 것이 좋다.

가끔은 도둑으로 착각하는 수도 있지만, 그럴 때는 말다툼하지 말고, 일단 그 자리에서 모습을 감추었다가 기회를 틈타서 "다녀왔습니다. 저 막내예요" 라고 말해서 자신을 인식하게 하는 연구를 하도록 한다.

(6) 망상

대표적인 망상인 도둑맞는 망상에 대해서, 훔치지 않았다든가 어딘가 놔두고 잊었을 거라든가 부정해 봐야 고령자는 납득하지 못하고 오히려 불신감만 품게 된다. 부정하거나 사실을 설득하는 것은 역효과가 날 수 있다.

그럴 때는 "함께 찾아봅시다" 라고 말한다. 그리고 찾게 되었더라도 "이것 봐요. 여기 놔두었잖아요" 하고 잊고 있었던 것을 나무라는 것은 절대 금물이다. "지갑이 나와서 다행이에요" 하고 말하는 것이 좋다. 단, 찾을 때도 가족이 발견하면 "역시 네가 훔쳤던 거야" 하고 말하므로, "이 부근을 한번 찾아보세요" 하고 유도해서 스스로 발견하게 하는 것이 중요하다.

때로는 "지갑에 3만원이 있었는데 만원밖에 없어. 도둑맞았어. 네가 가져갔지?"하고 고집을 부릴 때가 있다. 이럴 때는 "모르는 일이에요. 난 안 가져갔어요"하고 부정해 봐야 치매 고령자는 좀처럼 그 얽매임에서 빠져나오지 못한다. 차라리 고령자가 하는 말을 순순히 받아들여서, "미안해요. 아까 돈이 필요해서 잠시 빌려 썼어요"하고 2만원을 지갑에 넣어 주는 대응이 바람직하다. 항상 고령자 측에서 발언하고 행동하는 것이 중요하다.

(7) 배회

치매 고령자 중에는 자기가 아직 현역에 있다고 착각하고 예전처럼 통근을 시도하거나 혹은 자기가 있는 곳이 집이라고 인식하지 못해 "집에 돌아가겠습니다"하면서 밖으로 나가려 하는 경우가 있다.

함께 나갔다가 마음이 풀리면 집으로 돌아오는 것이 이상적이지만, 반드시 그렇게 되는 것은 아니다. 혼자 나가 버릴 때도 있으므로, 현관문에 벨을 달아 놓는 등 나갔다는 것을 알 수 있게 해 둔다. 또 보호받게 될 때에 대비해서 이름, 주소, 연락처 등을 알리는 명찰을 옷에 달아주거나, 명함을 만들어서 주머니에 넣어 두는 것도 좋은 방법이다. 그리고 이웃 사람들에게도 미리 사정을 설명해 두어 혼자 돌아다니고 있을 때 연락해 줄 것을 부탁하는 것도 중요하다.

직장에 간다고 말할 경우는 "오늘은 일요일이에요"하거나, "아까 회사에서 전화가 왔는데, 일 걱정 마시고 쉬시래요"하고 대응

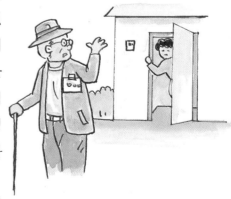

옷에 명찰이나 명함을 달아 보호받게 될 때를 대비한다.

하는 방법도 있다.

(8) 환각

치매 고령자는 아무도 없는 곳을 가리키며 "저기 누가 있어" 혹은 "손님이 와 있어"하고 말해서 가족을 놀라게 만들 때가 있다. 말하자면 환각 증상인데, 이럴 때는 "아무도 없어요"하고 말해 봐야 더욱 흥분시키고 혼란하게 만들 뿐이다. 이때는 "내가 상대할 테니까 안심하세요"하고 말해서 안정감을 주는 것이 중요하다.

(9) 인격변화

치매 고령자 중에는 인격이 변한 것처럼 화를 잘 내고, 때로는 난폭해지는 사람이 있다. 대개의 원인이 자신의 생각대로 되지 않는 것에 대한 반응이다. 이럴 때 간호하는 쪽에서 냉정을 잃고 강력하게 지적하거나 억제하려 하면 상대는 더 난폭해진다. 그럴 때는 조금 거리를 두고 고령자가 무엇을 원하는지, 무엇에 대해 화를 내고 있는지 객관적으로 관찰하는 것이 필요하다.

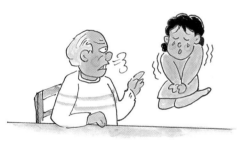

자신의 생각대로 되지 않으면 난폭해지곤 한다.

(10) 실금과 불결행위

불결행위는 실수한 것을 감추고자 하는 결과로서, 그것은 수치심이나 자존심의 증거라고 할 수 있다. 그럴 때 심하게 힐책하는 것은 자존심을 건드려서 역효과를 낸다. 인간은 수치심과 자존심이 있는 한은 자기 잘못을 숨기려고 하기 때문에 그런 마음을 충분히 이해해서 자존심을 상하지 않게 대응해야 한다. "조금 젖었

으니까 갈아입으세요. 새 옷이 기분도 더 좋아요"하고 말하면서
아무 일도 없었다는 듯이 처리하는 것이 좋다.

(11) 안절부절 침착하지 못하다

환경의 변화 등으로 정신적 안정감을 잃게 되면 침착성을 잃게
되며 적절한 행동을 취할 수 없기 때문에 더욱 혼란스러워하게
된다. 특히 혼자 생활하는 것이 곤란해 자녀의 집으로 옮겨 와 함
께 살게 될 때, 새로운 집이나 주위 환경의 변화와 인간관계 속에
서 혼란을 겪는 것은 당연한 일이다. 어떻게 행동하면 좋을지 몰
라 침착성을 잃고 안절부절하게 된다.

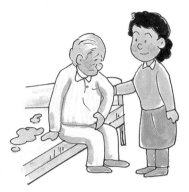

불결행위를 했을 때는 자존심이
상하지 않게 대응해야 한다.

이럴 때는 다음에 취해야 할 행동을 하나 하나 천천히 설명해
주는 것이 필요하다. 한꺼번에 많은 것을 이야기해 봐야 고령자
는 더욱 혼란스러워할 뿐이다. 다음에 취해야 할 행동을 하나하
나 제시해 주면 고령자는 안정감을 얻게 되고 조금씩 새로운 환
경에 적응할 수 있게 된다. 어떤 상황에서도 가족이 늘 상냥하게
대하면서 돌봐 주는 태도가 필요하다.

(12) 간호자를 따라다니거나 큰 소리로 부른다

밤 중에 치매 고령자는 자기가 놓여 있는 상황이나 시간, 장소
등을 이해하지 못하므로 자기를 돌봐 주는 가족이 곁에서 안 보
이면 커다란 불안감과 허전함을 느낀다. 그래서 마치 아기가 엄
마 뒤를 졸졸 따라 다니듯 큰소리로 이름을 부른다. 따라서 간호
자가 치매 고령자의 시야로부터 벗어날 때는 목소리로 자기 존재

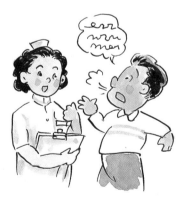

자기를 돌봐 주는 가족이 곁에 안
보이면 불안감을 느낀다.

를 알리는 연구가 필요하다.

(13) 거부

다음의 예는 치매 고령자로부터 자주 볼 수 있는 현상이다.

>>> 식사하는 것에 대한 거부

억지로 먹이려고 하지 말고 상황을 관찰하면서, 시간을 두고 먹고 싶을 때 먹게 한다. 천천히 대응하는 것이 중요하다.

>>> 목욕에 대한 거부

물에 대한 공포심이 있어서일까? 치매 고령자는 목욕하는 것을 싫어하는 경우가 많다. 이때도 억지로 목욕시키려 하지 말고 여유 있게 대응한다. 때로는 목욕이라는 말 대신 "온천에 갑시다"하고 유혹하면 순순히 응할 때가 있다. 어쨌든 무리하지는 않도록 한다.

이것은 거부적 태도를 취했을 때만이 아니라 고령자를 대할 때는 말만으로는 충분한 대화를 나눌 수 없는 경우가 많으므로 말 이외의 커뮤니케이션을 취하는 것도 필요하다. 늘 불안감이나 고독감을 품고 있기 때문에 손을 잡아 준다거나 등을 어루만져 주는 등 스킨십에 의한 커뮤니케이션도 매우 중요하다. 스킨십은 고령자에게 안정감을 주어서 긴장을 풀어 준다.

또 주의를 필요로 할 경우 긴 문장으로 설명하기보다 단어 하나로 주의를 주는 편이 효과적이다. 가령 불을 못 다루게 된 고령자

에게는 "가스 밸브는 꼭 잠가 두세요"하거나 "가스는 사용하지
마세요"하고 긴 문장을 적어서 주의를 주는 대신, "위험"이라고
종이에 간결하게 써서 붙여 놔두는 편이 고령자가 가스 가까이
가지 않게 하는 데 도움이 된다. 안전을 확보하기 위해서는 짧은
문장이 효과적이다.

(14) 성적 행동

남성 치매환자가 며느리를 껴안는다거나 며느리가 목욕하는 것
을 훔쳐보는 일이 있다. 성기를 노출시키거나 늙은 아내에게 끊
임없이 성교를 요구하여 애를 먹이기도 한다.

노인이라도 남성의 경우에는 성욕이 남아 있는 경우가 적지 않
다. 건강한 노인이라면 그 표현 방법, 욕구 방법이 이성적이겠지
만, 지적 능력이 저하되어 있는 치매환자에게는 그것이 곤란하
다. 욕망이 향하는 대로 직접적인 행동으로 나가게 된다.

성욕이란 인간이 살아 있다는 증거이다. 노인이라도 성욕을 부
정적으로 여기지 말아야 할 것이다. 당연한 행동으로 인정하고
대응 방법을 연구해야 할 것이다. 더러운 짓이라고 노골적으로
거부하지 않도록 해야 한다. 여성의 둔부를 만지려고 했다면 노
인의 손을 가볍게 뿌리치면서, "나중에, 다시……"라며 노인의 감
정을 해치지 않도록 한다. 성교를 요구받는다는 것이 노인인 여
성에게는 불쾌한 일일지도 모르지만, 안아 준다거나 성기를 만져
줌으로써 성적 욕구를 만족시켜 줄 수 있다.

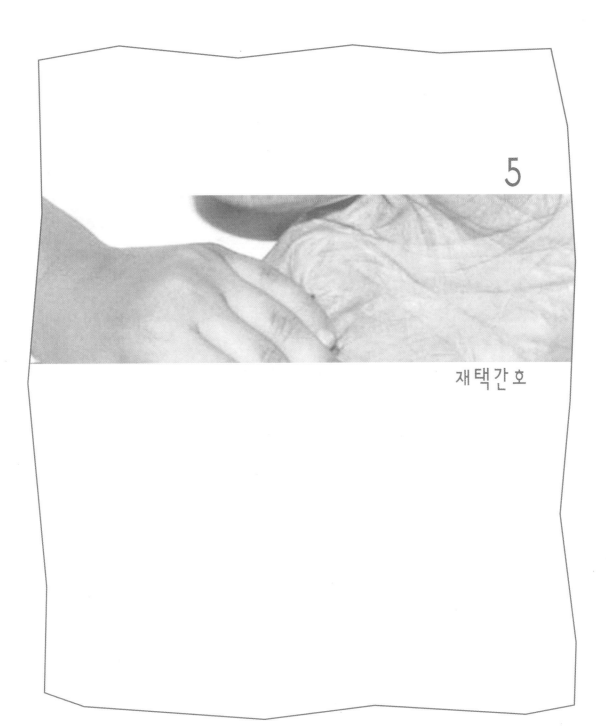

5

재택간호

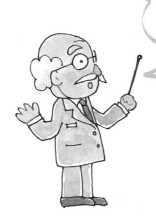

갑자기 치매 환자를 간호하게 되었을 때는 결코 혼자 고민하거나 혼자 해결하려 하지 말고 가족이나 전문가의 도움을 얻어서 해결해 나갈 것을 권한다.

1. 재택간호의 현주소

가부장제도가 철저했던 예전에는 부모를 부양하는 것은 자녀의 의무로서, 늙은 부모를 장남이 모시는 것은 당연한 일이었다. 그러나 예전의 간호와 오늘날의 간호는 다르다. 그렇다면 어떤 부분이 달라진 것일까?

과거 평균수명이나 생활방식 등을 생각하면 당시의 자녀가 부모를 부양하는 기간은 평균적으로 약 5년 정도에 지나지 않았다. 이때도 부양기간은 실제로 간호하는 데 해당하는 기간이라기보다 부모가 현역에서 은퇴하여 경제적으로 자녀의 보살핌을 받게 되는 기간이라고 해석해야 할 것이다.

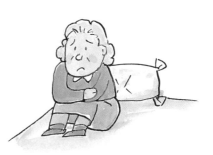

치매 고령자의 간호에서는 일반 환자들 이상으로 힘들게 하는 면이 있다.

당시의 주된 사인은 뇌졸중이나 폐결핵이었으며, 현재만큼 의학이 발달하지 않았다. 따라서 발병 후 자리에 눕게 되면 수일에서 수주일 내에 세상을 떠나는 것이 보통이었다.

따라서 간호라는 것도 고작해야 수일에서 수주일 정도로, 그것도 오늘날과 같은 간호가 아니라 마지막 임종을 지키는 단계였다 해도 과언이 아니다. 이렇게 볼 때 오늘날의 장기에 걸친 간호의 고단함이란 이루 말할 수 없을 정도다.

2. 현재 치매 고령자의 간호 실정

그러면 현재의 간호 실정은 어떤 것일까? 자료에 따르면 병상에 누워지내는 기간이 3년 이상에 달하는 사람이 40% 이상에 달하며, 수명이 길어진 덕분에 간호하는 사람의 연령도 60세 이상에 달하는 경우가 적지 않다. 특히 치매 고령자의 간호가 되면 너무나도 힘든 과정이 아닐 수 없다. 그렇다면 치매 고령자의 간호가 왜 그렇게 힘든 것일까?

식사, 옷 갈아입기, 배설과 목욕 등 신체적 보살핌은 치매 고령자든 치매가 없는 장애 고령자든 필요하다면 해주어야만 한다. 그러나 치매 고령자의 간호에서는 일반 환자들 이상으로 힘들게 하는 면이 있다.

>>> 같은 것을 몇 차례 질문받는 피곤함

열 번, 스무 번 되풀이되는 같은 질문에 대하여, 마치 처음 듣는 질문인 것처럼 똑같은 대답을 해주는 것은 매우 힘든 고통이다. 간호하는 사람도 생활인이므로 때로는 인내심을 잃고 화를 낼 때가 있다. 이 정신적 스트레스는 상상을 초월한다.

>>> 간호자의 뜻대로 되지 않는 고단함

가령 목욕하는 것을 도와주려고 하면 일반 고령자의 경우는 순순히 욕조에 들어가지만, 치매 고령자인 경우에는 아무리 좋은 말로 달래려 해도, "오늘은 감기 기운이 있어. 내일 할게"하고 거부하면서 순순히 따라주지 않는다. 또 바지를 갈아 입히려고 간호자가 바지를 내리면, 그 바지를 환자가 다시 끌어올리는 식으로 저항한다.

모든 간호가 이런 식이어서 간호자에게는 이중, 삼중의 수고가 들어야 한다. 간호하는 사람의 뜻대로 하기 힘들 뿐만 아니라 계획적인 일상생활을 유지하기 어렵기 때문에 계획을 세운다는 것이 불가능하다.

>>> 눈을 뗄 수 없는 고단함

잠시라도 눈을 떼면 밖으로 나가 버리는 상황이므로 간호자는 치매 고령자로부터 눈을 뗄 수가 없다. 밖으로 나가는 행동이 언제 시작될지 모르기 때문에 아침부터 밤까지 온종일 지키고 있지 않으면 안 된다.

>>> '고맙다'는 마음이 없다

치매가 아니었다면 고령자는 자신을 돌봐 주는 사람에 대해 고맙다는 감사의 마음을 어떤 방법으로든 나타냈을 것이다. 하지만 치매 고령자에게는 이와 같은 반응을 기대할 수 없다.

반대로 도둑맞는 망상의 대상이 되어 "왜 내 돈을 훔쳐 갔어?" 등의 말을 듣게 될 수도 있으므로 착실하게 간호를 해왔던 사람에게 심리적 타격은 이루 말할 수 없다.

3. 가족이 간호를 수용해 가는 과정

가족의 일원이 치매 진단을 받고 간호하지 않으면 안 되는 입장에 놓였을 때, 그 가족의 슬픔이나 괴로움은 다른 사람들이 상상할 수 없을 만큼 크다. 어쩔 수 없이 간호하는 입장에 처하게 되었을 때는 결코 혼자 고민하거나 해결하려 하지 말고 가족이나 주위 사람, 전문가의 도움을 얻어서 해결해 나갈 것을 권한다. 그리고 이 간호를 수용해 가는 과정을 잘 극복해 나가는 것이 중요하다.

오늘날 한국의 재택간호란, 가족이 간호에 대해 수용해 가는 과정을 밟지 않고 갑자기 이유도 모른 채 간호를 시작하는 경우가 많다. 그 결과 간호를 오래 지속시키지 못하고, 가정이 붕괴되고 고령자 학대라는 슬픈 일들이 현실로 나타나고 있다.

큐브라 로스는 그의 저서 《죽는 순간》에서, 치료가 곤란한 암 환자가 고지 또는 자각하고부터 죽음에 이르기까지의 심리과정에는 다섯 단계가 있다고 설명하고 있다.

1단계는 질환을 알게 된 쇼크 직후에 찾아오는 '부인'이다. 다음은 '분노와 노여움'이 지배하는 2단계이다. 3단계는 '거래'로, 수술이나 통증이나 죽음의 부담을 조금이라도 덜기 위해 무언가 하고자 하는 심리이다. '분노'와 '거래'는 시기가 겹치는 부분이 많다. 다음 4단계의 '억울'을 거쳐서 5단계의 '수용'에 이른다고 설명하고 있다. 또 억울은 최종적 수용을 위한 주춧돌로서 대개의 사람들이 외부로부터의 아무 도움을 받는 일 없이 최종적 수용에 도달해 간다고 쓰고 있다.

이와 비슷한 과정을 거쳐서 가족은 간호를 수용해 가야 하는데, 너무나 갑작스럽게 아무 준비도 없이 간호에 돌입했기 때문에 나중에 여러 가지 문제가 발생하게 된다.

간호를 수용하는 시기라는 것은 간호자 자신의 마음이 변화하는 시기로서, 간호하는 것을 긍정적으로 생각하고, 어떤 의미에서는 간호자의 새로운 가치관이나 인생관이 확립하는 시기라고도 할 수 있다.

이 시기에는 원칙적인 간호만을 생각할 것이 아니라, 간호자 자신의 스트레스를 해소하는 방법이나 간호하는 요령을 배우는 시기라고도 하겠다.

환자를 간호해야 하는 가족들의 여러 가지 마음의 동요에는 다음과 같은 것들이 있다.

>>> 늦어진 판단

가족이 치매를 깨닫는 데는 시간이 걸릴 수 있다. 늦어진 배경에는 치매에 대해 그릇된 지식을 갖고 병에 의한 건망증을 단순한 노화현상으로 생각하고 있기 때문이다. 또는 "부모님이 치매라고 인정하기가 곤란하니까" 하는 것도 있다. 앞으로의 생활을 해나감에 있어 치매를 인정하고 싶지 않은 마음이 작용하는 경우도 있다. 나아가서는 "저 똑똑했던 사람이 치매일 리가 없다" 하고 부인하고 싶은 마음도 작용하고 있다고 생각된다.

치매를 깨닫는 데 시간이 걸리면 나을 수 있는 치매라도 치료가 지연된다거나, 부적절한 간호로 상황을 악화시킬 수도 있다. 만약 일찍 알츠하이머병이나 뇌혈관형 치매를 안다면 본인을 포함해서 이후의 생활이나 간호 예정을 세울 수 있다. 조기 치료로 진

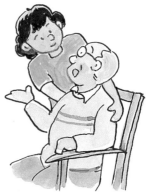

치매를 인정하고 싶지 않은 마음이 작용해 판단이 늦어질 수 있다.

행을 지연시키거나 예방하는 것도 가능하다.

>>> 낙담

'나을 수 없는 치매'라고 진단되면 보호 가족은 낙담하고 슬퍼하게 된다. 동시에 앞으로 어떤 생활이 시작될지, 어떻게 간호해야 좋을지 불안해진다. 우울 상태가 될지도 모른다. 이 낙담하는 심정은 열심히 간호하는데도 치매 상태가 점점 나빠질 때도 있다.

>>> 기대

치매 가족 중에는 알츠하이머병으로 진단되었음에도 불구하고, 진단이 틀리지 않았는지, 혹시 낫지는 않을지 치료에 대해 기대하는 사람이 있다. 이것은 같은 가족의 입장에서는 자연스럽고도 당연한 마음이다. 이 기대를 품고 치료를 포기하지 않고 이 병원 저 병원을 찾아 전전한다. 나아가서는 여러 가지 민간요법을 시험하기도 한다.

그러나 이와 같은 행동은 결과적으로 적절한 의료나 간호를 계속할 수 있는 기회를 얻을 수 있을지는 몰라도, 오히려 낙담하게 될 때가 많다. 그러나 기대한다는 것은 중요한 것으로, 치매는 낫지 않는다는 생각 속에서 나을지도 모른다고 하는 기대감을 가짐으로써 균형을 유지하는 것은 바람직하다. 이것은 암환자 가족의 심리와 비슷한 것으로, 불치병이라는 것은 알고 있지만, 희미한 기대만은 언제나 품게 된다.

>>> 비탄

낙담과 비슷한 심리상태지만, 치매 가족은 치매인 부모나 배우자의 모습을 매일 바라보기가 괴롭다. 존경하고 있던 부모나 배우자가 발병한 모습을 보기란 너무나 슬픈 일이다. 이 때문에 간호에 대한 의욕을 잃거나 시설에 입소시킬 것을 결심하는 등 심중은 여러 가지다. 이 비탄의 마음을 치유하는 방법의 하나가 같은 경험을 하고 있는 간호자들끼리 서로 대화를 가져보는 것이다. 이것이 가족 모임의 커다란 목적 중 하나다.

>>> 불안

치매환자의 재택간호가 길어지면 장래에 대한 여러 가지 불안이 깃들게 된다. 가정생활을 희생하면서 치매환자를 중심으로 한 생활이 언제까지 계속될 것인가, 치매가 더 심해지면 집에서 돌볼 수 있을까, 또 가족이 병이 나서 간호할 수 없어질 때는 어떻게 할까 하는 불안이 잇따르게 된다.

치매환자 가족들은 의사로부터 구체적으로 장래를 예측할 수 있는 상태의 설명을 받으면서, 가족끼리 상담하고 지역에서 이용할 수 있는 서비스를 이용하는 것도 생각하며, 장래에 대한 불안을 조금이라도 진정시켜 가야할 것이다.

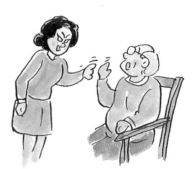

환자가 병 때문이라는 것을 잊어버리고 노여움을 발산시킬 때가 있다.

>>> 노여움

치매환자 가족은 "왜 치매가 되어서 이렇게 나를 고생시키는 것일까" 하고 환자가 병 때문이라는 것을 잊고 피해자의식에 사로

잡혀 노여움을 발산시킬 때가 있다.

이런 기분이 심해지면 치매환자에 대한 폭력까지도 불사하는 사람도 있다. 특히 치매환자 가족이 고립해 있을 때 이러한 상태에 쫓기기 쉽다. 친지, 지인 등 주위 사람이 빨리 깨달아서 일시적이라도 간호를 중단하는 편이 좋을 수도 있다.

>>> 고립감

가족 중에는 '생활을 희생하면서까지 이렇게 고생이 심한 간호를 하는 건 나 혼자 뿐일 거야', '아무도 이해해 주지도 않고 도와주지도 않아' 하는 고립감을 느끼는 사람도 있다. 이 고립감은 피해자의식을 높임으로써 치매환자에 대한 부적절한 간호 혹은 폭력으로 연결될지도 모른다. 가족 모임 등에 적극 참가하여 상황이 비슷한 많은 사람들과 대화를 나눔으로써 고립감을 완화시킬 수 있도록 한다.

>>> 자책

치매가 심해진 것은 혹시 자신의 간호 방법에 문제가 있었지 않았나 하고 자신을 책망하는 가족도 있다. 주위 사람들도 그렇게 생각하고 있을지 모른다는 자책감으로 괴로워한다.

치매는 아무리 간호를 잘해도 병 그 자체가 진행하여 나빠질 수가 있다. 따라서 혼자서 여유 없는 간호를 한다면 치매가 진행될 수도 있다는 것을 이해하면서, 무리 없는 간호 방법이나 사회적 서비스를 이용하는 방법도 생각해 볼 일이다.

>>> 후회

자책과도 관계가 있지만, 정신병원, 노인보건시설 혹은 노인양로원에 치매환자를 입원, 입소시키는 데 대해서 자기가 편해지기 위해 치매환자를 희생양으로 삼는 것은 아닐까 후회하는 가족도 있다.

재택간호 상황에 따라서는 치매환자는 이러한 병원이나 시설에서 생활하는 편이 더 나을 수도 있다는 것을 알아두어야 한다. 후회하는 마음이 강할 경우 자주 면회를 가서 치매환자들의 생활을 지켜보며 이후의 일을 다시 생각해 볼 것을 권한다.

>>> 기쁨

가족 중에는 의사로부터는 좋아지지 않고 낫지 않는다는 말을 들었지만, 열심히 간호한 덕분에 치매환자와 말이 통하게 되었다, 표정이 온화해졌다면서 자기가 간호한 보람이 있었다고 기뻐하는 사람이 있다. 간호란 고생만 심하고 잃는 것만 있는 것은 아니며, 기쁨도 함께 하는 것이라는 것을 알아두자.

>>> 신경증, 심신증

간호에 대한 불안, 고립감 등이 계속되면 가족은 피로가 축적되어 신경증의 하나인 우울 상태가 되거나, 자율신경 실조증, 두통, 어깨결림, 위궤양, 과민성장염 같은 심신증이 생길 수도 있다. 불면을 호소하게 될 때도 있다. 가끔은 보조해 줄 사람을 구해서 심신을 쉬게 해주거나, 쇼핑을 하거나, 자신을 이해해 줄 수 있는 주위 사람을 찾아보는 것도 좋다. 간호로 인해 병이 생기고 그것이 심해져서 가정에 제2의 환자가 생기기라도 한다면 이것처럼 불행한 일도 없을 것이다.

4. 재택간호를 오래 지속시키는 비결

재택간호를 오래 지속하는 비결은 우선 가족 전원이 치매 고령자에 대한 대응을 포함해서 치매라는 질병을 충분히 이해하고, 가족간호의 역할분담과 중심인물(키퍼슨, 고령자의 간호에 중추적 역할을 담당할 사람)을 정하는 등 처음부터 가족 전원이 협력하는 체제하에서 중심인물을 중심으로 여유 있는 간호를 하는 데 있다.

현재로서는 가족끼리만 간호를 할 수 있지만 1년 후, 2년 후에는 고령자의 치매가 더욱 진행할 것이고, 그로 인해 간호하는 가족에 대한 부담도 커지게 된다. 게다가 가족들도 나이를 먹어가면서 체력이나 기력이 약해지기 때문에 지금 할 수 있는 간호를 그때 가서도 계속 유지할 수 있다는 보장은 없다.

치매 고령자에게 있어서 가장 좋은 간호란 같은 환경 속에서 5년, 10년 변하지 않는 간호를 계속 받는 것이다. 그러므로 지금은 가족끼리만 간호할 수 있다 하더라도 처음부터 여러 가지 복지 서비스를 이용해서 간호를 개시하는 것이 재택간호를 지속시키는 비결이라 하겠다.

이처럼 여유를 갖고 시작하는 이유는 치매 고령자의 간호란 어떤 의미에서는 끝이 없는 마라톤 같은 것이므로, 5년을 계속할지 10년을 계속할지 전혀 앞이 안 보이는 데 있다.

그런 의미에서도 간호하는 사람이 하루 혹은 1주일의 간호계획 속에서 정기적으로 간호로부터 해방되어 자신의 시간 내지는 공간을 갖는 것이 오래 지속하는 비결이다.

이와 같은 정기적인 해방은 육체적 피로를 회복시켜 줄 뿐만 아니라 정신적인 피로도 덜어 줄 것이다.

재택간호의 현주소는 상당히 엄격한 것으로, 최악의 경우에는 고령자 학대나 가정붕괴도 일어나는 실정이다. 재택간호가 잘 이뤄지지 않는 커다란 이유는 치매가 상당히 진행하여 문제행동 등이 커지면 일체의 계획이 없어지는 데다, 가족끼리 충분한 대화를 할 수도 없다는 데 있다.

이런 상황에서는 가족 전원에게 치매라는 질병의 이해가 없고, 대응하는 방법도 잘 모른 채 간호를 시작하게 되었으니 당연히 문제행동은 더욱 유발된다. 지치기 시작한 가족은 고령자를 향해 폭언을 하고, 이로 인해 더 큰 문제행동을 야기하는 악순환이 되풀이된다.

이런 결과를 빚지 않기 위해서는 여유를 갖고 조기간호체재를 구축하여, 장기에 걸쳐 계속할 수 있는 계획성 있는 간호를 해나가야 한다.

치매와 친해지기 위한 10개 방안

① 세 걸음 물러나서 간호한다
노인의 행동에 따라 좌우되지 말고 냉정하게 대처할 것. 3보 정도 거리를 두는 기분으로 임한다.

② 애정이 제일이라지만 갑자기 인격자가 되지 말라
화도 나고 낙담도 하고 초조해지는 것이 보통이다.

③ 주위에서 하는 말에 현혹되지 말라
주변 의견이나 오해에는 "해 보면 알 수 있다"는 정도로 흘려 듣고, 자신의 간호에 자신을 가진다.

④ 먼저 가족의 생활이 있고 다음이 간호
간호에 지쳐 경제파국을 빚어서는 안 된다. 가족의 생활을 붕괴시키지 않도록 여러 사람이 부담을 나눈다.

⑤ 여성 중심이 아니라 남성의 힘도 필요하다
간호는 가족 전원이 해야 할 일이다. 특히 아들인 남편의 도움이 반드시 필요하다.

⑥ '그날을 산다'는 기분으로
지나치게 너무 앞날까지는 생각하지 않도록 한다. 어떤 의미에서는 그날 하루를 사는 일에 철저히 한다.

⑦ 때로는 게으름도
예전처럼 가사를 철저히 한다는 것은 무리한 일이다. 약간은 게으름을 부려도 좋은 부분을 발견해서 여유를 갖도록 한다.

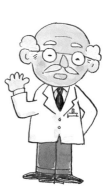

⑧ 격려하고 돕는 동지애
다른 치매가족과의 교류, 격려가 힘이 된다. 상담할 수 있는 사람을 갖는다는 것도 의지가 된다.

⑨ '내가 아니면 안돼'라는 생각을 버린다
혼자 도맡게 되면 함께 쓰러질 수 있다. 간호 하면서 자신의 삶도 소중히 생각한다.

⑩ 지혜를 기른다
노인에게 안전하고 능률적인 간호를 생각한다. 조금만 생각하면 간호가 한결 쉬워진다.

5. 간호를 즐기는 방법

치매와 친해지기 위한 10개 방안에도 기재되어 있듯이 어떻게 하면 조금이라도 쉽게 간호할 수 있을까에 대해 알아보자.

>>> 훈련이나 설득은 하지 않는다

자녀가 성장해 가는 과정이라면 새로운 것을 배우고 익힐 필요가 있다. 하지만 치매라는 병의 특성을 생각할 때 치매 고령자에게는 잔존능력을 최대한 계속 살려주는 것이 새로운 것을 익히는 것이나 잊어서 못하는 것을 생각하게 만드는 것보다 훨씬 현실적이다.

그런 의미에서도 훈련이나 설득은 치매 훈련자를 오히려 혼란에 빠뜨릴 수 있다. 자택에서 계산을 하게 하거나 글씨를 쓰는 연습을 시키는 가족도 있는데, 이런 일로써 고령자를 괴롭힐 필요는 없다. 물론 고령자가 흥미를 갖고 하는 일이라면 상관없다.

>>> 위험한 일이 아닌 한 잔소리를 하거나 도와주지 않는다

넓은 영역, 공간에서는 치매 고령자 마음대로 행동할 수 있게 두고, 그 영역에서만 벗어나지 않도록 지켜보는 자세가 중요하다. 가령 바지를 앞뒤로 바꿔 입었다거나, 상의와 하의를 바꿔 입고 있다고 해도 생명에는 지장 없는 일이다. 너무 일일이 지적하려 하거나 손대려 하지 말고, 위험하지 않은 한은 그대로 지켜 봐주는 자세가 결과적으로 간호를 오래 지속시키는 비결이 된다.

>>> 도움을 받는다

각종 복지 서비스를 적극적으로 이용하는 것도 중요하다. 모든 걸 혼자서 해결하려고 하면 반드시 어디선가 벽에 부딪쳐 도중하차하고 만다.

>>> 일을 그만두지 않는다, 취미생활을 계속한다

간호에 전념해야 한다는 생각으로 직장까지 그만두는 사람이 있다. 하지만 이런 경우 대부분 도중하차하게 되고 만다. 왜일까? 주위 사람들 신세를 지지 않겠다며 혼자서 간호를 맡은 사람들 대다수가, 나중에 "왜 나만 간호해야 되는 거지?", 혹은 "왜 도와 주지 않지?"하고 가족이나 형제에 대해 피해자적인 생각을 갖게 된다.

장기 간호를 하게 되었을 때는 취미도 하나의 숨을 쉬기 위한 도구로서 좋은 활력원이다. 처음부터 무리하지 말고 가족 전체의 협력 속에서 여유를 갖고 시작해야 할 것이다.

>>> 상담상대를 갖는다

간호하는 사람이 마음을 터놓을 수 있는 상담상대를 갖는 것은 중요한 일이다. 거듭된 간호에 의해 쌓인 스트레스를 발산시키기 위해서도 자기 속마음을 들어줄 수 있는 사람을 만들도록 한다.

>>> 시설 입소도 반드시 나쁜 것만은 아니다

재택간호에 지쳐 있는 사람들은 한 번쯤 시설 입소도 생각하지만 마치 부모를 고려장이나 하는 것 같은 죄책감 때문에 선뜻 결정내리지 못한다. 재택간호의 한계라는 것은 각 가정에 따라 다르다. 가족이 의논해서 한계라고 판단되었을 경우는 그대로 재택간호를 계속할 것이 아니라 시설 입소를 고려해 볼 일이다.

한계를 넘어선 상황 속에서 재택간호를 계속해 봐야, 고령자에게 있어서는 그리 좋은 환경이라고 말할 수 없다. 시설에 입소해서 보다 좋은 환경 속에서 지내게 하는 편이 고령자에게 더 좋을지 모른다.

6. 그룹홈 간호의 활용

다양한 시설 중에 최근 주목을 받고 있는 것이 그룹홈이다. 이는 소수의 치매 고령자가 하나의 그룹을 이루고 공동생활을 하는 거주시설이다. 소수가 가정적인 분위기 속에서 간호를 받기 때문에 스태프와 치매 고령자 사이에 가족 같은 친근한 관계가 만들어진다. 그룹홈의 특징으로 다음과 같은 것을 들 수 있다.

>>> 소수 관리의 유리함
가정적인 분위기 속에서 간호하는 데다 각자 독실을 사용하므로 프라이버시가 지켜진다. 다른 사람이 보고 있는 앞에서 기저귀를 바꾸는 등 정신적 고통을 받는 일이 없다.

그룹홈은 보통 주택에서 평범한 생활을 한다. 식사도 기본적으로는 지원된다. 이용자는 각자의 능력에 따라 무리 없는 범위에서 할 수 있는 일을 한다.

치매 고령자는 새롭게 만난 사람을 기억하기란 힘들지만, 그룹홈에서는 적은 인원수가 여유있게 시간을 보내기 때문에 서로를 인식하면서 친근한 존재가 된다.

거실에서 각자의 방으로 통하기 때문에 개인의 프라이버시가 유지되며, 거실 중심에는 리빙룸이 배치되어 있기 때문에 서로의 커뮤니케이션도 그곳에서 이루어질 수 있다.

7. 간호의 기본자세

앞에서 여러 차례에 걸쳐 얘기해 왔듯이 치매 고령자는 언제나 불안 초조한 혼란상태에서 생활하고 있다. 치매 고령자의 간호에 있어 기본은 이와 같은 고령자의 정신상태를 조금이라도 안정시켜 주는 데 있다. 즉 고령자의 간호는 신체적인 간호가 전부가 아니다.

재택간호만이 아니라 시설간호에서도 할 수 있는 말은, 치매를 포함해서 고령자의 간호라고 하면 식사를 돕는 일이나 신체를 청결히 해 주는 일, 배변을 돕는 일 같은 신체적 간호만을 생각하기 쉽다. 신체적 간호도 확실히 중요하다.

그러나 치매 고령자를 포함, 일반 고령자의 간호에 있어서는 정신적 간호가 중요하다.

치매 고령자로서 남이 말하는 내용도 이해하지 못하는데 정신적 간호라니, 하고 생각하는 사람도 있을 것이다. 하지만 치매 고령자를 조금이라도 정신적 불안으로부터 해방시켜 주는 것이 간호의 주목적으로, 이는 질병의 진행을 지연시키는 것으로 연결될 수 있다.

신체적 간호라고 하면 눈에 보이는 부분만 평가하기 쉽지만, 어디까지 마음의 치료를 할 수 있느냐가 문제이다.

>>> 치매에 대한 대응의 원칙은 조기발견, 조기간호

치매의 기명력에서 설명했듯이 치매 고령자는 새로운 기억을 저장하는 과정이 장애를 일으켜서 1분 전의 일을 기억할 수 없는 것이 보통이다.

치매 고령자는 말하자면 그때 그 순간을 살아가고 있는 것이다. 우리도 물론 현재를 살고 있지만, 우리에게는 어제 일이 있으며, 내일 일도 생각하면서 오늘을 살아가고 있다. 즉 치매 고령자는 '점'으로 살고 있고, 우리는 '선'으로 살고 있다. 점으로 순간 순간 살아가고 있는 치매 고령자는 정신적 불안, 공포심이 상상을 초월할 것이다.

치매환자들이 점으로 살고 있다고 생각하면, 현재의 의학에는 치매에 대한 특효약이 없는 이상 치매 대응의 원칙은 조기발견, 조기간호밖에 없다. 가능하면 빨리 치매를 발견하고, 또한 주위 사람들이 치매 고령자를 잘 이해하여 초기 단계부터 정신적인 치료를 중심으로 전개하는 것이 가장 중요하다.

점으로 살아가지 않으면 안 되는 고통을 조금이라도 제거해 주는 것이 치매의 진행 속도를 다소라도 늦추는 길이 된다.

8. 재택간호에서의 남성의 역할

여성의 사회진출이 현저해졌다고는 해도, 재택간호는 거의 여성에 의해 행해지고 있다. 간호를 맡은 사람에게 있어서 자다말고 일어나서 한밤중에 기저귀를 교환해야 하는 등 육체적 피곤도 적지 않지만, 더욱 힘든 것은 가족의 이해가 없다는 것이다.

그 부분에서 남성이 할 수 있는 일이라면, 기저귀를 갈아주지는 못하더라도 아내가 중심인물이 되어서 간호를 맡게 되었다면 아내의 정신적인 고통을 이해하고 협력해 주어야 한다. 고작해야 야간혼돈에서 말했듯이 "시끄러워요. 늦은 시간이니까 어서 잠이나 자요"하고 소리지르는 것으로 그치지는 않길 바란다. '치매와 친해지기 위한 10개 방안'에서 제시했듯이 간호는 가족 전원이 도와야 할 일이다. 특히 아들이자 남편이 해야 할 역할이 크다.

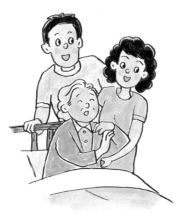

간호는 가족 전원이 도와야 한다. 특히 남편은 아내의 정신적 고통을 이해하고 협력해야 한다.

어쩌면 간호하는 사람은 제2의 환자라 할 수 있다. 첫째는 치매 고령자이지만, 중심인물은 제2의 환자라 할 수 있다. 그 제2의 환자에 대한 가족들의 정신적 간호가 재택간호의 지속 여부를 결정한다고 말해도 과언이 아니다.

>>> 간호 중심인물을 제2의 환자로 만들지 말 것

제2의 환자인 중심인물의 정신적 간호라는 점에서 오늘날 치매 외래의 현상을 얘기한다면 치매 고령자를 한 달에 한 번 병원으로 데려 와 진찰을 받게 하는 것은 가족에게 있어 매우 힘든 일이다. 경우에 따라서는 두 시간, 세 시간씩 기다려야 한다. 그러다 진찰실에 들어가면, "달라지신 건 없지요? 그럼 또 약을 지어 드리겠습니다"하고 불과 1, 2분만에 진찰이 끝나버리는 일도 많다.

그때부터 다시 약이 지어지길 기다려 집으로 돌아가게 되면 그것만으로 그날 하루를 보내게 된다. 이래서는 무엇 때문에 병원에 다니고 있는 것인지 이유를 모르게 된다.

날마다 계속되는 간호로 지쳐 있는데 더구나 한 달에 한 번의 병원방문이 더욱 부담을 주는 것이다. 그렇다면 지금 의료측에 요구되는 것 혹은 의료측의 외래에서 해야 할 일은 제1의 환자인 치매 고령자의 진찰은 당연한 일이고, 제2의 환자인 중심인물의 정신적 간호에 있다고 할 수 있다. 정신적인 간호란 결코 어려운 일이 아니고 평소 쌓여 있는 불만을 들어주는 것만으로도 훌륭한 간호라 할 수 있다.

요컨대 병원에서 진찰받는 것이 가족의 부담으로만 끝날 것이 아니라, 간호하는 사람에게 있어서도 진찰을 받는 것이 기분전환이 되어 다시 다음 한 달을 씩씩하게 견딜 수 있게 만드는 그런 외래진찰이 되어야 한다. 가령 외래진찰이 끝난 고령자라도 저녁 때까지는 병원에 맡겨 두고, 그 사이에 가족이 평소 좀처럼 하지 못했던 일이나 쇼핑 등을 할 수 있게 해 주는 것도 하나의 아이디어가 될 수 있을지도 모른다.

오늘날 치매 외래에서 행해야 할 일은 조기진단과 치매에 관한 계몽, 장기적으로 안정된 간호체제의 확립을 위한 지도, 동시에 간호를 하는 사람에 대한 정신적 간호를 행하는 일이다. 그러나 유감이지만, 그런 외래를 행하고 있는 곳은 매우 드물다.

6

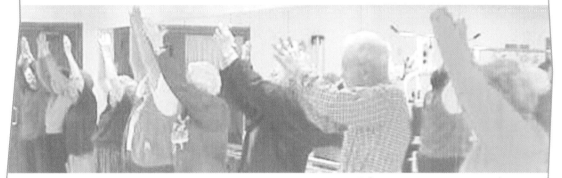

노년기 치매의 예방

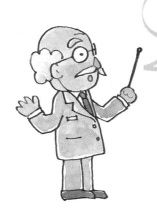

혈압이 높거나 고지혈증, 당뇨병이
있을 경우에는 그런 것들을 어느
시기부터 어디까지 조절할 수 있
느냐가 뇌혈관형 치매의 예방책
중 하나라고 할 수 있다.

1. 치매의 예방

(1) 알츠하이머형 치매의 예방

알츠하이머형 치매의 예방은 가능한가? 이 문제는 많은 사람들이 관심을 갖는 부분이다. 장차 치매에 걸리고 싶은 사람은 아무도 없을 것이기 때문이다.

어떻게 하면 치매에 걸리지 않을 수 있을까? 결론부터 말하면 알츠하이머형 치매에 관해서는 원인도 잘 알려지지 않았고 치료법도 확립되어 있지 않은 상태로서, 예방법은 잘 모른다는 것이 솔직한 표현이다.

현재 여러 가지 형태로 유전자에 관한 연구가 진행 중에 있지만 알츠하이머형 치매에 관해서는 하나의 유전자만으로 발병한다고 생각하기는 힘들며, 몇 가지 유전자가 서로 상호관계 속에서 발병 혹은 증상을 수식하는 인자가 되고 있지 않을까 예측할 수 있다. 어쨌거나 아직 미지수인 부분이 많다.

(2) 뇌혈관형 치매의 예방

여기서 동맥경화를 촉진시키는 위험인자에 관해 살펴보자. 동맥경화라 하는 것은 혈관의 노화라고 생각할 수 있다.

이렇게 볼 때 동맥경화를 촉진하는 최고의 인자는 나이가 들어가는 것이라 하겠는데, 나이를 먹게 되는 것은 불가항력적인 것이므로 그 이외의 위험인자를 어떻게 조절할 것인가가 중요하다.

도표에 있듯이 위험인자 중 고혈압증, 고지혈증, 당뇨병, 비만

뇌혈관성 치매는 예방할 수 있다!

뇌혈관형 치매에 관해서는 혈관의 노화, 즉 동맥경화를 촉진시키는 인자를 얼마나 제거할 수 있는가 하는 측면에서 대처하는 것이 바람직하다. 혈압이 높거나 고지혈증이나 당뇨병이 있을 경우에는 그런 것들을 어느 시기부터 어디까지 조절할 수 있느냐가 뇌혈관형 치매 예방책의 하나라고 할 수 있다.

등은 최근에 생활습관병이라고 불리는 것들이다. 식생활을 대표하는 생활습관과 밀접한 관계를 갖는다. 이 위험인자의 통제가 뇌혈관형 치매의 예방 중 하나가 된다고 설명했는데, 언제부터 그것을 조절하기 시작하느냐가 매우 중요하다.

가령 샐러리맨들이 직장의 건강진단에서 혈압의 상승이나 혈당치나 총 콜레스테롤치가 높은 것을 지적받았다고 하자. 그래도 처음에는 그로 인한 자각증상이 없기 때문에 이상 수치임에도 불구하고 아무 경계심을 보이지 않은 채 5년, 10년씩 방치해 두는 경우가 많다. 이런 사람들이 동맥경화의 위험인자를 지닌 채 10년 후, 20년 후에 비로소 병원을 찾아가 치료를 개시했다고 하면 어떻게 될까?

예를 들어 혈압이 높은 사람이라면 20년 후에 혈압이 조절되었을 경우, 그것으로 모든 것이 개선되었는가 하면 절대 그렇지 않다. 20년 후라도 치료를 받는 것은 중요하지만, 그동안 10년 내지는 20년간 혈압이 높은 상태로 방치된 결과, 그 사이에 혈관에 미친 악영향은 비록 10년, 20년 후에 혈압을 조절한다 하더라도 원래 상태로 회복시킬 수는 없다. 그 사이에 동맥경화는 확실히 진행하고 있다.

생활습관병의 대표적 합병증으로서 뇌경색이나 뇌출혈 등 뇌혈관 장애가 있는데, 머리의 혈관이 막히거나 파손되는 것은 순간이지만, 거기에 이르는 과정은 이미 생활습관병이 발병한 시점부터 시작하고 있다.

이것도 곧잘 경험하는 일인데, 고령자가 아침에 화장실에서 일

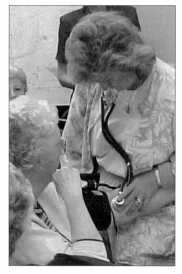

나이들수록 혈압을 자주 체크해야.

어서려고 하면 몸이 움직이지가 않아, 가족이 그 이상을 깨닫고 병원으로 데려가면서 비로소 뇌경색을 발견하게 되는 경우가 있다. 이 경우, 가족에게 "환자가 지금까지 병으로 입원하거나 정기적으로 병원에서 진찰 받거나 하신 적이 있습니까?"하고 질문하면, 가족은 오히려 "이 사람은 젊어서부터 병도 모르고 살았고, 병원 진찰을 받아본 적이 없습니다. 그렇게 건강했는데, 어떻게 뇌경색이 발병했을까요?"하고 묻는 경우가 있다.

이 고령자의 경우에는 지금까지 특별히 곤란한 자각증상도 없었으므로 병원을 찾은 적도 없었다는 것인데, 정기 건강진단 같은 것은 물론 받지 않았다.

따라서 자신의 혈압이 어느 정도나 되는지, 나아가서는 혈당치 등도 전혀 모르는 채 생활한다. 이미 생활습관병의 발병은 있었을 것이라고 예측할 수 있다. 혈관이 막힌 것은 그날 아침의 일일지도 모르지만, 막혀 가는 과정은 이미 10, 20년 전부터 계속 진행되고 있었을 것이다.

이렇게 보면 자각증상이 없는 것이 진짜 의미에서의 건강체라 할 수 있는 것은 고작해야 30대 정도까지인지도 모른다. 중장년 이후의 사람들은 건강한 노후를 맞기 위해서도 40대부터 정기적인 건강 체크를 받아서 그때 그때 문제점을 시정해 나가야 한다.

흔히 고령자 중에 "오래 앓고 싶지 않아. 그냥 아픈 데 없이 죽고 싶어"하고 말하는 사람이 있는데, 오래 앓지 않기 위해서는 20년, 30년 나름대로 노력이 필요하다. 노력도 전혀 하지 않고 편하게 가길 바란다는 것은 욕심이다.

더욱이 알츠하이머형 치매의 예방인자가 밝혀지지 않은 현 상태에서는, 중장년 이후부터는 뇌혈관형 치매의 예방과 깊은 관계가 있다고 생각되는 동맥경화증의 연령 이상의 촉진을 방지할 수 있도록 노력해야 한다.

고령이 되어 치매가 되고 싶지 않다면 동맥경화의 위험인자를 지녔다고 생각되는 시점부터 향후 20년, 30년 후의 일을 생각하면서 곧 시정하도록 노력해야 한다.

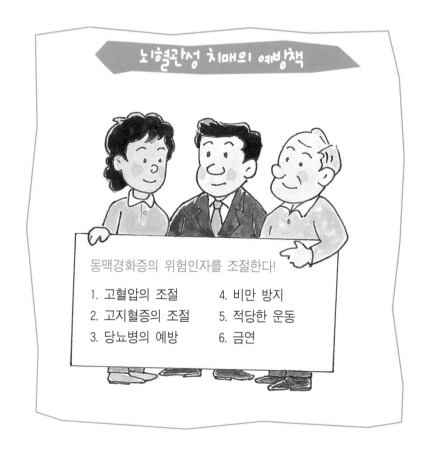

뇌혈관성 치매의 예방책

동맥경화증의 위험인자를 조절한다!

1. 고혈압의 조절
2. 고지혈증의 조절
3. 당뇨병의 예방
4. 비만 방지
5. 적당한 운동
6. 금연

2. 성인병, 생활습관병의 원인과 위험인자

여기서 조금만 더 성인병과 생활습관병에 대해 이야기해 보자. 성인병은 장년기 이후의 사인 중 상당히 높은 비율을 차지하며, 뇌졸중, 심근경색이나 협심증으로 대표되는 심장병이나 암 등을 말한다. 대개의 성인병은 장기간에 걸친 생활습관(염분의 지나친 섭취, 끽연, 과다 음주, 과식 등)과 밀접한 관계를 갖고 있으며, 생활병 혹은 습관병이라고 불리는 이유도 거기에 있다.

대개의 성인병은 동맥경화에 기인하며, 동맥경화가 진행하면 성인병도 악화된다. 이 동맥경화를 촉진하는 인자가 앞에서도 여러 번 얘기했던 위험인자이다. 이들 위험인자는 생활습관의 개선에 의해 관리·통제할 수 있다.

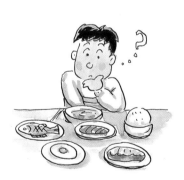

염분의 지나친 섭취와 과식 등은
성인병과 관계기 깊다.

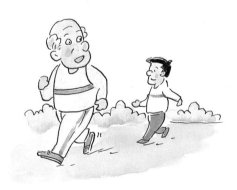

적당한 운동은 성인병을 사전에
예방할 수 있다.

현재 한국인의 사인 중 높은 수치를 차지하는 것은 뇌혈관질환,

심질환 등 동맥경화성 질환이다. 이런 경향은 앞으로 더욱 증가할 것으로 예상된다.

그러므로 위험인자를 판정할 때의 기준에 대해 알아두는 것도 필요하다.

(1) 비만도 측정

비만은 지방이나 당 대사에 이상을 초래하기 쉽기 때문에, 고혈압증, 고지혈증, 당뇨병 등을 종종 합병한다. 비만 정도를 나타내는 지표로서 BMI라는 것이 있다.

이것은 자신의 체중(kg)을 신장(미터 환산한 것)의 제곱으로 나눈 수치이다. 표준은 BMI 수치로 22이다. 비만도는 다음 계산식으로 구할 수 있다.

>>> BMI를 이용한 비만측정

초과체중을 임상적으로 분류하기 위해 Garrow는 4등급으로 분류하였다. 자신의 신장을 제곱하여 체중을 나누는 방법으로 body mass index로 알려져 있으며, 비만 정도를 판정 할 때 가장 널리 활용되고 있는 측정법이다. 비만도가 높을수록 사망률이 증가한 것으로 알려져 있다.

　　가. 측정방법 = 자신의 체중(kg) / 자신의 신장(㎡)
　　나. 퀘틀렛지수(Quetele's index)

구 분	0등급	1등급	2등급	3등급
지 수	20~24.9	25~29.9	30~40	40이상
판 정	정 상	과체중	비 만	과비만

　표준체중을 산출한 다음 실제체중과 비교해서 백분율을 낸 것으로 자신의 체격을 판단하는 데 중요한 자료가 된다.

　　가. 측정방법
　　　비만도(%) = 실제체중-표중체중/표준체중×100
　　나. 판정
　　　비만도가 10%이면 정상, 10~20% 과체중, 20% 이상이면 비만

(2) 체지방율의 측정과 그 분포

　다음 도표는 체지방율을 남성, 여성별로 4단계로 구분한 것이다. 체중을 지표로 하는 비만도만이 아니라 지방량이 전체량에서 차지하는 비율, 즉 체지방률이 동맥경화의 촉진에 깊이 관여하고 있음이 알려졌다. 같은 체중이라도 체지방률이 높은 사람이 당연히 동맥경화가 빠르게 진행된다.

　더욱이 최근에는 체지빙률만이 아니라 체지방의 분포 차이에 따라서도 합병증의 발병에 차이가 있다는 것이 판명되었다. 복부를 중심으로 지방이 축적하는 타입의 상반신 비만에는 합병증을

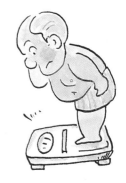

비만은 지방이나 당 대사에 이상을 초래하기 쉽다.

동반하기 쉽다고 보고되고 있으며, 특히 당뇨병 등 대사 이상이 합병하기 쉽다는 것이 밝혀졌다.

게다가 상반신 비만 중에서도 복강 내 장기 주변에 지방이 붙기 쉬운 내장지방형 비만 쪽이 복벽 피하에 지방이 축적되는 피하지 방형 비만인 사람보다 합병증을 동반하기 쉽다고 한다. 내장지방 형인가 피하지방형인가 하는 구별은 복부 CT촬영 등으로 판별하 는 것이 가능하다.

한편 상반신 비만인가 하반신 비만인가를 판정하는 데는 W/H 비를 사용한다. 웨스트와 히프를 측정해서 웨스트 수치를 히프 수치로 나눈 것이다. 이 W/H비가 남자는 1.0이상, 여자는 0.9이 상인 사람을 상반신 비만이라고 판정한다.

체지방률의 판정

	남 성	여 성
마 름	10% 미만	20% 미만
보 통	10% 이상 20% 미만	20% 이상 30% 미만
가벼운 비만	25% 미만	30% 이상 35% 미만
비 만	25% 이상	30% 이상

(3) 고혈압

고혈압을 치료하는 목적은 고혈압에 의해 높아진 심근경색이나 뇌졸중 등의 위험성을 줄이는 데 있다. 한편 강압제(혈압을 내리는 약)를 복용하는 사람은 자기 판단에 의해 치료를 중단하면 매우 위험하다. 강압제는 고혈압증을 치유시키는 약이 아니라 혈압을 일정하게 유지하는 작용을 하는 약이기 때문이다.

실제로 혈압이 안정되었다고 해서 강압제의 내복을 중지하는 사람이 많은데, 강압제로 고혈압증을 치료한 것이 아니라는 걸 알아야 한다. 강압제로 혈압이 일정하게 유지되는 것뿐이므로 내복을 중지하면 혈압도 곧 상승한다.

(4) 당뇨병

당뇨병 체질인데다 장기간 과식이나 운동부족을 비롯한 그릇된 생활방식이 원인이다. 당뇨병은 초기에는 자각증상이 미약해 놓치기 쉽지만, 방치해 두면 굵은 혈관과 모세혈관 양쪽에 장애를 가져와 신부전, 뇌경색, 심근경색, 시력장애, 말초신경장애 등 중대한 합병증을 일으킨다.

이것도 자주 일어나는 일로, 술을 많이 마시는 사람이, "나는 단것은 일체 먹지 않았는데 왜 당뇨병에 걸립니까?" 하고 질문하고는 한다. 당뇨병은 단것의 과잉섭취만 원인이 되는 것은 아니다. 입으로 먹거나 마시거나 하는 것의 과잉섭취, 즉 섭취 칼로리의 과잉이 원인이다. 그러므로 반드시 단것만 먹어서 그런 것이 아니고 음주 과다도 원인이 될 수 있다.

(5) 고지혈증

고지혈증이란 총 콜레스테롤 혹은 중성지방이 높은 경우(양자가 매우 높은 예도 있다)를 말한다. 총 콜레스테롤이 높아지는 이유는 콜레스테롤을 많이 함유한 식품을 지나치게 먹는 것이 주요한 원인이지만, 한국인은 서양인과는 달리 콜레스테롤의 이용저하에 기초한 대사, 배설 지연이 원인인 경우가 많다.

한편 중성지방이 높아지는 이유는 지방분의 과잉섭취 때문이 아니라 알코올이나 당분의 과잉섭취가 원인이다.

또 "최근에는 젊을 때와는 달리 기름진 것은 별로 먹지 않는데 왜 콜레스테롤 수치가 높아집니까?"라는 질문을 자주 받는다. 그것은 나이와 함께 콜레스테롤에 대한 이용저하에 기초한 대사, 배설의 지연 체질이 전면에 드러나기 때문이다.

이럴 경우에는 식사요법에 의해서 콜레스테롤 저하를 기대할 수 없으므로, 콜레스테롤을 낮추는 약을 내복하는 것이 필요하다. 왜냐하면 콜레스테롤을 많이 함유한 식품의 과잉섭취가 원인이 아니기 때문이다.

한편, 중성지방이 높은 사람은 우선 간식을 줄이도록 한다. 이 간식에는 과일이나 주스, 청량음료, 캔커피 등도 포함된다.

(6) 고요산혈증

유전적 원인 외에 고지방, 고단백질인 식생활이나 다량의 알코올 섭취, 운동부족 등 현대인의 생활 스타일이 환경요인으로서 관련이 있다. 이는 통풍이라는 사태를 초래할 수 있다.

(7) 끽연

심근경색이나 협심증의 위험인자만이 아니라 폐암의 원인이 되

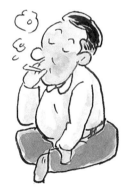

흡연은 폐암의 주요 원인이다.

기도 한다.

(8) 운동부족에 의한 비만

운동부족도 비만을 일으켜서 우선 동맥경화를 촉진한다. 운동의 종류에는 숨을 들이마시거나 내쉬거나 하면서 행하는 유산소운동과 숨쉬는 것을 참으면서 행하는 무산소운동이 있다.

유산소운동은 지방을 연소시켜 주고, 무산소운동은 근량을 늘려준다. 일반인이 운동부족을 해소하고자 한다면 유산소운동이 필요하다. 유산소운동(에어로빅스)이란 충분한 시간에 걸쳐서 심장이나 폐의 운동을 자극하면서, 호흡에 의해 받아들인 산소를 체내로 보내면서 행하는 것이다. 여기에는 산책, 가벼운 조깅, 천천히 행하는 수영, 스키 등이 있다.

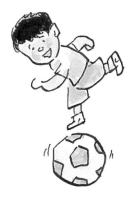

자신에게 맞는 운동을 선택해 꾸준하게 해야 한다.

이것에 대해 무산소운동(아네로빅스)이란 단시간에 힘을 집중해서 운동 중에는 거의 숨을 참는 것으로, 단거리 달리기나 역기 운동 등이 대표적이다. 단, 유산소운동이라도 강도나 시간이 증가했을 때는 무산소운동의 요소가 짙어진다. 가령 심장에 무리를 주는 조깅은 무산소운동의 요소가 가해져서 운동부족을 해소하고자 하는 운동으로서는 부적당하다. 오히려 심장이나 폐에 부담을 주게 된다.

체중 60kg인 사람이 100kcal 정도를 소비하기 위해서는 가벼운 조깅 약 12분, 걷기(1분간에 80m) 약 24분, 수영일 경우 약 5분 정도 하면 된다. 어디까지나 운동은 작심삼일로 그쳐서는 안 된다. 꾸준히 계속 하는 것이 중요하다.

3. 앞으로의 과제

(1) 치매, 암 등 치료법의 확립

치매나 암 등의 치료법은 앞으로의 과제라 하겠지만, 21세기는 어떤 의미에서는 병의 치료보다는 병에 걸리지 않게 하는 것의 중요성이 인식되어 예방 혹은 건강관리를 하는 시대가 될 것으로 예견된다.

그러므로 생활습관병의 발병에 관여하고 있다고 알려진 활성산소에 대해서 식생활 면에서 살펴보자.

그렇다면 활성산소란 어떤 것일까? 산소는 신체에 받아들여지면 에너지 대사 과정에서 활성산소(수퍼옥시드, 과산화수소 등)로 변화한다. 그 자체는 나쁜 것이 아니며, 생체에 필요하지 않을 경우에는 제거되거나 생체 방지 시스템 속에서 이용된다. 가령 체내에 세균 등이 침입하면 백혈구 속에서 가장 수가 많은 '호중구'라는 세포가 세균을 에워싼다. 이때 호중구는 활성산소의 산화작용을 이용해서 에워싼 세균을 죽인다.

활성산소가 문제가 되는 것은 과잉 생성되거나 있어서는 안 될 장소에 생성되었을 경우이다. 그런데 호중구는 세균이 없는 장소에서도 다량의 활성산소를 방출하는 일이 적지 않다.

그러면 인간의 생체에서 대체 어떤 산화작용이 일어나고 있는 것일까? 우리의 신체는 약 60조 개의 세포로 이루어져 있으며, 그 세포는 불포화지방산(PUFA)을 주성분으로 한 세포막으로 덮여 있다. 각 세포는 이 세포막을 통해서 필요한 물질을 받아들이고 노폐물을 밖으로 내보냄으로써 생명을 유지하고 있다.

하지만 이 세포막이 활성산소에 의해 공격받게 되면 PUFA의 산화가 연쇄반응적으로 일어나서, 세포막은 정상 기능을 다할 수 없게 되고, 세포는 죽어가든가 혹은 이상세포가 된다.

체내에 있는 장기에서 이 자동산화가 이어지면 병에 걸리게 된다. 또 활성산소는 유전자 DNA에 돌연변이를 일으키거나 DNA의 사슬을 절단한다. 이와 같은 활성산소의 폭주는 일상적으로 일어나고 있는 것으로 생각된다.

>>> 활성산소의 폭주를 억제하려면

그러면 활성산소의 폭주를 억제하려면 어떻게 하는 게 좋을까? 활성산소가 체내에서 발생하는 원인으로는 내인성과 외인성 두 가지가 있다. 내인성은 주로 호중구성의 염증이나 스트레스 등에 의한 허혈이 있고, 외인성으로는 자외선, 발암물질, 약제, 식품첨가물, 방사능과 담배 등이 있다.

활성산소가 신체의 세포를 공격하는 것을 산화스트레스라고 한다. 그리고 이 스트레스를 없애주는 물질이 항산화물질이다. 이 항산화물질은 크게 나누면 항산화효소와 효소 이외의 저분자물질로 나뉜다. 항산화효소의 대표는 수퍼옥시드디스무타제(SOD), 카타라제 등이다. 또 효소 이외의 저분자물질에는 항산화비타민, 유비키논이나 플라보노이드 같은 비타민유사 물질 등이 있다.

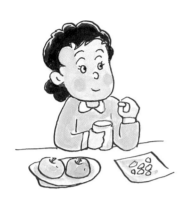

항산화물질은 노화를 늦춘다.

미국의 어느 연구소에서 10종류 이상의 원숭이의 SOD를 비교해 보니 SOD 활성이 높은 종류의 원숭이일수록 장수했다고 보고되었다. 항산화능이 높을수록 장수하는 것이라면 항산화물질을 많이 섭취함으로써 노화를 늦추는 것도 가능하다고 생각된다. 실제로 한 실험에서 쥐에게 비타민 C를 연속해서 투여했더니 평균 수명이 길어졌다고 한다.

항산화비타민으로서는 어떤 것이 있을까? 정답은 비타민 C, 비타민 E, 카로틴 세 종류이다. 수용성인 비타민 C는 SOD에 비하면 반응 속도가 늦어 7000분의 1밖에 안 된다.

하지만 혈장 같이 SOD활성이 낮은 곳에서는 비타민 C의 수퍼옥시드 제거작용이 중요해진다. 예를 들면 담배연기에 함유되어 있는 수퍼옥시드가 폐를 통해 혈액 속으로 들어가면 즉시 이에 반응하여 제거해 주는 것이 비타민 C이다.

또 지용성 비타민 E는 세포막의 자동산화를 방지해 주는 역할을 한다. 또 비타민 E와 카로틴에는 LDL 콜레스테롤(나쁜 콜레스테롤)의 산화를 억제하는 작용이 있다. 이처럼 비타민 C나 E가 풍부하면 수퍼옥시드의 제거나 LDL콜레스테롤의 산화작용을 억제할 수 있다.

(2) 새로운 항산화물질

플라보노이드란 페놀화합물의 총칭으로, 그 수는 4000가지가 넘는다고 알려져 있으며, 식물의 잎이나 꽃 등에 함유되어 있는 천연색소로서 거의 모두 식물에 존재한다. 최근 화제가 되고 있는 붉은 포도주의 폴리페놀, 차의 카테킨, 메밀의 루틴 등이 플라보노이드 대열에 속한다.

오늘날 생활습관병의 예방을 위해 항산화식품의 섭취가 중요하다고 보고되고 있다. 야채, 과일, 차 등이 주된 비타민과 항산화물질의 공급원이 된다. 게다가 요리에 풍미를 더해 주는 허브나 향신료, 마늘, 생강 등에도 항산화물질이 많이 함유되어 있다.

21세기에는 식사가 예방영양학의 한 끝을 거머쥐고 있는 것인지도 모른다.

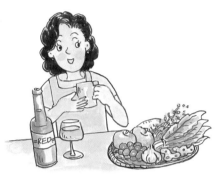

야채, 과일, 차 등은 비타민과 항산화물질의 주된 공급원이다.

4. 치매의 치료

치매의 치료는 1차 요인에 대한 치료와 2차 요인에 대한 치료가 있다. 1차 요인에 대해서는 알츠하이머병, 뇌혈관장애, 그밖의 원인질환에 대한 치료이며, 2차 원인에 대해서는 신체상태, 정신상태, 생활환경상태에 대한 치료가 있다. 여기서는 1차 요인과 2차 요인에 대한 약물요법에 대한 것, 2차 요인의 정신상태에 대한 비약물적 요법에 대해 설명한다.

(1) 약물요법

치매의 약에 의한 치료는 알츠하이머병 등 원인질환에 대한 치료와 치매에 동반하는 2차적 정신증상에 대한 치료가 있다.

>>> 1차 요인에 대한 약물요법

알츠하이머병의 약물요법은 최근 개발된 뇌의 신경전달물질인 아세틸콜린의 감소를 보충하는 약 아리셉트(일명 염산도네페딜)가 있다. 이 약은 경증에서 중간증인 알츠하이머병에 유효하며, 지적 기능의 개선이 인정된다. 그러나 효과는 일시적인 것으로, 알츠하이머병 그 자체를 근본적으로 치유시키는 약은 아니다.

한편 뇌혈관성 치매에 대해서는 뇌대사부활제, 뇌순환개선제 등 일군의 약이 많이 쓰였지만, 재평가되는 과정에서 효과가 빈약하다고 하여 잘 사용되지 않고 있다.

>>> 2차 요인(정신증상)에 대한 약물요법

치매환자들의 불면, 불온, 불안, 긴장, 우울상태 등 정신증상에 대해서 향정신약이 사용될 경우가 있다. 이때는 약의 사용목적을 명확히 한 후에 행하는 적절한 종류와 분량의 약물 치료는 치매환자의 정신적 안정에 있어 유효하다.

그러나 소위 문제행동에 대해서 향정신약물을 사용하는 것은 약물적 구속에 빠지기 쉬우므로 주의가 필요하다. 야간에 소리를 질러서 이웃에 피해를 준다는 이유로, 배경을 이해하려 하지도 않고 증상만을 억제하려고 향정신약을 사용하는 일은 피해야 할 것이다.

(2) 비약물적 요법

치매의 2차 요인으로서 정신상태에 대한 약에 의존하지 않는 치료는 몇 가지 방법이 있지만, 대표적인 것으로는 다음 세 가지이다.

>>> 회상법

치매환자가 살고 있는 세계로 들어가 비교적 기억이 생생한 내용을 이야기하게 한다. 잔존한 기능을 충분히 발휘해서 정신적 안정을 가져오게 하고 지적 기능의 개선을 꾀한다. 치매환자의 젊은 시절 사진, 신문, 신변 물품 등을 보거나 읽으면서 추억을 이끌어내도록 한다.

>>> 음악요법

음악요법은 치매 환자에게 친근함을 주는 음악을 들려주거나 노래하게 하여 정신적 안정 상태로 이끌어가는 치료방법이다. 그 음악이란 옛날 가요, 애국가, 동요, 군가, 민요, 클래식 등 환자에 따라 달라진다.

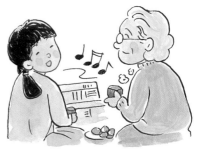

환자에게 친근한 음악을 들려줌으로써 정신적 안정을 줄 수 있다.

>>> 지남력 증가 요법

지남력이란 시간, 장소, 사람에 대한 판단능력을 말한다. 치매인 사람은 이 지남력이 저하하고 있어 이것이 정신적인 혼란을 일으키는 원인의 하나로 보인다. 따라서 시간과 장소, 사람 등 자기가 본 것을 식별하는 능력을 개선해 줌으로써 정신적 안정을 꾀하고자 하는 요법이다.

치매가 되지 않으려면 머리를 써라

치매가 되지 않기 위해서는 머리를 사용해야 한다. 취미를 갖고 일기를 쓰고 손끝을 움직이는 등 여러 가지 예방방법을 권유받게 된다. 그러나 알츠하이머병의 예방에 있어서는 별로 도움이 되지 않는다.

노인 클럽에는 어느 사람 못지 않게 머리를 쓰고 있었는데도 알츠하이머병에 걸린 사람도 있으며, 유명인 중에도 알츠하이머병에 걸린 사람이 많다.

유감이지만 머리를 사용한다고 알츠하이머병을 방지할 수 있는 것은 아니다. 그러나 그렇다고 머리를 쓰는 것이 전혀 무의미하다는 것은 아니다.

노년 의학적으로 말하면 기억 등 지적 능력의 저하에도 나이가 들어감에 따라 일어나는 자연스런 것과 연령과 관계없는 부자연스런 것이 있다. 전자를 생리적 노화, 후자를 병적 노화라 한다. 머리를 쓰지 않으면 이 병적 노화가 진행하게 되고, 그 결과 지적인 기능이 연령과 상관없이 저하될 수가 있다.

수족을 잘 쓰지 않는 사람은 그 기능이 쇠퇴하는 것과 마찬가지로, 지적인 기능도 주의하지 않을 때는 저하한다. 계산기로 계산하거나 컴퓨터 자판기를 두드리는 것이 힘들어지는 것을 경험한 사람도 적지 않으리라 생각한다. 하지만 두뇌는 사용하는 것이 좋지만, 질병으로서의 알츠하이머병을 방지할 수는 없다.

(3) 약의 임상시험

여러 가지 방법으로 발견, 합성된 약을 우선 동물실험에 의해 그 효과, 부작용 등을 시험한다. 그후 건강하다고 생각되는 사람에게 투여하여 대사나 부작용 등을 관찰한다.

이렇게 해서 안전하고 유효한 것으로 판정되면 특정한 소인원의 환자에게 시험투여한다.

투여 후에 안전성, 유효성을 시사하는 결과가 얻어지면 이번에는 다수의 환자에게 시험투여한다.

이 세 번째 임상시험에서는 유효하다고 생각되는 약과 이것과는 외형도 맛도 다른 가짜약(프라세보라고 부른다)을 환자에게 무작위로 배포하고, 투여하는 의사도 복용하는 환자도 어떤 약을 사용하고 있는지 모르게 한다. 도중에 부작용 등으로 계속적인 투여가 불가능한 사람을 제외하고, 최종적인 효과판정을 제삼자가 행한다(이중맹검법이라고도 부른다).

이렇게 해서 의사의 주관이 섞이지 않은 객관적이고 과학적인 유효성의 증거에 기초한 약을 일반에게 사용한다. 이렇게 실험을 하게 되는 기간은 10년 가까운 세월과 많은 비용이 든다. 우리 나라에서는 의사와 환자, 가족 관계로 인해서 이와 같은 시험이 행지기 힘든 환경이다. 또 세계적으로는 효과도 없는 가짜약을 사용하는 임상시험을 윤리적으로 허용되어도 좋은가 하는 논쟁이 끊이지 않고 있다.

청년 건강백세 ⑤

치매

초판 1 쇄 인쇄 | 2003년 2월 10일
초판 1 쇄 발행 | 2003년 2월 15일

지은이 | 장 상 근
펴낸이 | 신 원 영
펴낸곳 | (주)신원문화사

주소 | 서울시 강서구 등촌1동 636 - 25
전화 | 3664 - 2131 ~ 4
팩스 | 3664 - 2130

출판등록 | 1976년 9월 16일 제 5 - 68호

＊잘못된 책은 바꾸어 드립니다.

ISBN 89 - 359 - 1171 - 2 04510